DES CONVULSIONS

CHEZ LES FEMMES.

DES CONVULSIONS

CHEZ

LES FEMMES,

PENDANT

LA GROSSESSE, PENDANT LE TRAVAIL

ET

APRÈS L'ACCOUCHEMENT;

PAR A. VELPEAU,

CHIRURGIEN DE L'HÔPITAL DE LA PITIÉ.

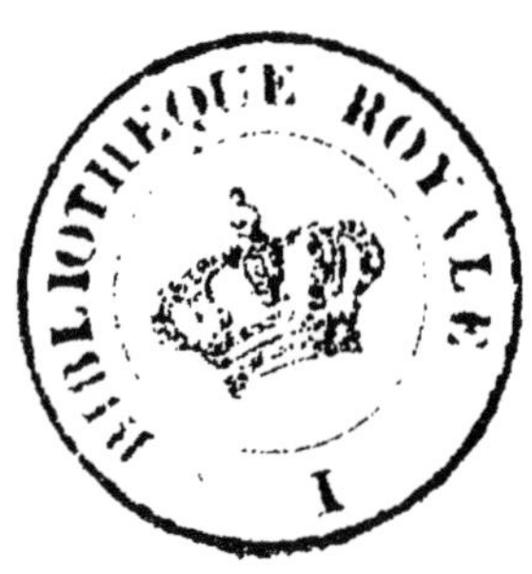

PARIS.

J.-B. BAILLIÈRE, LIBRAIRE,

Rue de l'École-de-Médecine, n. 13 bis.

LONDRES, MÊME MAISON, 219 REGENT-STREET,

—

1834

ERRATA :

Page   13, ligne 7, un , *lisez* une.
—   19, — 14, 10,000 , *lisez* 2000.
—   20, — 7, proportions , à moins , *lisez* proportions. A moins.
—   21, note 5 , pl., *lisez* pag.
—   32, ligne 13, infiltrés. Cette , *lisez* infiltrées, cette, etc.
—   24, tableau n° 5, au lieu de gross. 8 dont 3, *lisez* gross. 7 dont 2.
—   —   5 dont 3, *lisez* gross. 5 dont 2.
—   — mettez 9—4—5, à la place de 8—2—6.
—   — mettez 13 à la place de 12.

IMPRIMERIE DE MOQUET, et Comp., rue de la Harpe, 90.

DES CONVULSIONS

PENDANT

LA GROSSESSE,

PENDANT ET APRÈS L'ACCOUCHEMENT.

Personne, jusqu'ici, n'a donné de la convulsion une définition précise. Aucune maladie cependant ne paraît plus facile à reconnaître. C'est donc une de ces affections qu'il est infiniment plus aisé de diagnostiquer que de définir. On peut dire, toutefois, qu'elle est caractérisée par des *mouvemens brusques, anormaux, involontaires*, du système locomoteur ou de quelque viscère.

Tout état morbide, accompagné de ces sortes de mouvemens, est une maladie convulsive. Quand ils se reproduisent avec une certaine régularité, et de manière à se grouper sous une forme déterminée, on leur donne habituellement un nom particulier : ainsi, le tétanos, l'hystérie, l'épilepsie, la chorée.

De pareilles distinctions, au surplus, sont loin de mériter l'importance qu'on leur accordait autrefois. Leur valeur, pouvant être mesurée par les lumières qui en rejaillissent sur la séméiotique et la thérapeutique, ne doit pas être d'un grand prix, eu égard aux convulsions qui doivent former le sujet de cette thèse.

Il en est d'ailleurs du mot *convulsion* comme du mot *fièvre*. On devrait le faire disparaître du cadre nosologiqne, si la nature et le siége de toutes les maladies étaient bien connus. Comme la fièvre, en effet, les convulsions ne sont que le symptôme de lésions extrêmement variées ; mais comme la fièvre aussi, elles ont souvent une étiologie trop obscure pour que, de long-temps encore, on puisse espérer en remplacer le titre par le nom de leur véritable cause anatomique ou organique.

Je ne m'arrêterai point ici à la différence qu'il convient d'établir entre le spasme et les convulsions. Ces deux ordres de phénomènes ne sont évidemment que des nuances du même genre d'action : seulement, je ne puis passer sans la réfuter une assertion de Miquel (1), qui veut que la fibre musculaire soit seule susceptible de spasmes ou de convulsions. Il faudrait ignorer avec quelle force l'urèthre se resserre parfois sur les bougies qu'on veut introduire dans son intérieur, pour admettre une semblable proposition. Il serait bien plus étrange encore de répéter avec M. Dunand (2) qu'elles n'affectent que les muscles de la vie animale.

La division des convulsions en toniques et cloniques, ou en alternatives et permanentes, ne me

____

(1) Traité des Convulsions, p. 7, Paris, 1824.
(2) Thèse, n° 158, Paris 1813.

paraît non plus que d'une faible utilité. Cependant, s'il était possible de les rattacher à une altération de la moelle, on aurait à se demander si
les premières ne sont pas dues à l'affection d'une
des moitiés seulement de ce cordon, tandis que
les secondes dépendraient d'un travail morbide
des racines antérieures et postérieures des nerfs
rachidiens tout à la fois. C'est une supposition que
semblent justifier les expériences et les observations de M. Bellingeri (1), mais que les travaux de
MM. Ch. Bell, Magendie, Calmeil (2) ne permettent guère d'adopter.

Tous les organes contractiles peuvent être pris
de convulsions, bien que les muscles en soient
presque exclusivement affectés. Celles qui portent
uniquement sur le système musculaire soumis à
la volonté, ont leur cause immédiate dans la
moelle ou le cerveau, qu'elles soient partielles ou
générales. Celles des organes soustraits à l'influence cérébrale, sont évidemment sous l'empire
de l'innervation du grand sympathique.

Quant à leur nature, qu'elles soient sympathi-
ques ou idiopathiques, je ne crois pas que, dans
l'état actuel de la science, il soit possible de la spé-
cifier. Si l'hypérémie, qui les accompagne ou les
détermine le plus souvent, a permis de les placer
dans la classe des irritations, l'anémie qui succède aux hémorrhagies brusques, abondantes, et

---

(1) Antagonismo nervoso, etc., Torino, 1833.
(2) Journal des Progrès, tome XI, p. 177, XII, p. 133.

qui en est aussi une des causes, les rejette naturellement parmi les maladies asthéniques.

J'aurai occasion, dans la suite, de revenir sur quelques-uns de ces articles : au reste, je ne puis avoir pour but en ce moment de traiter des convulsions dans tous leurs détails. Celles qui se rapportent aux phénomènes de la reproduction chez les femmes, et qui seules doivent m'occuper, ne seront même envisagées par moi que sous un certain nombre de points de vue.

La manière dont les autres questions ont été posées à mes compétiteurs m'a fait supposer que pour répondre à la pensée du jury, je devais surtout envisager les convulsions sous le rapport thérapeutique. Cependant, comme je me suis trouvé en position d'en observer un assez grand nombre d'exemples et qu'à ce sujet on semble m'avoir laissé toute liberté, je ne négligerai ni les variétés, ni la marche, ni l'anatomie pathologique de cette redoutable maladie.

En traiter successivement, et dans autant de chapitres distincts, chez les femmes enceintes, chez les femmes en travail, et chez les nouvelles accouchées, comme l'a fait Miquel (1) et comme j'aurais pu le faire d'après le programme de ma question, m'eût inévitablement conduit à des répétitions que je dois tâcher d'éviter dans un travail aussi limité. J'ai en conséquence préféré, à l'instar de M. C. Baudeloque (2), les étudier suc-

---

(1) Traité des Convulsions, etc., Paris, 1824.
(2) Thèse sur les Convulsions, etc., n. 84, Paris, 1822.

cessivement dans chacun des points qui les concernent, qui permettent d'en faire une maladie séparée, mais de manière cependant à ne point laisser échapper les modifications que peuvent leur imprimer les trois états où elles saisissent principalement les femmes. J'en examinerai donc ainsi : 1⁰ les formes, les espèces, la fréquence, 2⁰ les causes, 3⁰ les symptômes ou la marche, 4⁰ les terminaisons, 5⁰ les altérations cadavériques, 6⁰ le traitement; en tenant compte à chaque article: 1⁰ de la grossesse, 2⁰ du travail, 3⁰ de la délivrance, bien convaincu d'ailleurs que l'autre méthode offre aussi ses avantages. Vingt-quatre observations, que j'ai recueillies moi-même ou qui m'ont été communiquées par quelques confrères, serviront de preuves à une partie de mes assertions.

CHAPITRE Iᵉʳ.

Formes, Espèces, Fréquence.

ARTICLE Iᵉʳ.—Formes.

— Toutes les variétés de formes que peuvent revêtir les convulsions pendant la grossesse, se voient aussi pendant le travail et après l'accouchement. La forme apoplectique, est plus rare pendant la grossesse que pendant le travail. C'est l'inverse pour la forme hystérique. Elles sont plus souvent partielles avant et après l'accouchement qu'au moment même du travail ; mais il n'en

(6)

est pas moins vrai que, sous ce premier rapport, les différences sont assez peu tranchées pour permettre de s'en tenir à des indications générales.

L'agitation, les angoisses d'une femme en travail, au moment des plus violentes douleurs, sont quelquefois portées si loin, qu'il suffit d'en avoir été témoin pour sentir qu'un pareil état touche de près aux affections convulsives; pour être convaincu que les convulsions doivent se rencontrer fréquemment chez les femmes en couches.

Les convulsions des femmes grosses, comme celles des autres femmes, peuvent être générales ou locales, n'affecter qu'un membre ou que les membres, la face ou quelque autre partie que ce soit isolément, ou bien mettre en jeu simultanément tous les muscles de la vie de relation.

Le plus souvent elles n'envahissent que les muscles qui sont habituellement soumis à la volonté. Dans certains cas, les viscères où la nature a fait entrer une membrane charnue, en sont également pris. Levret (1) parle d'une espèce de convulsions qui n'affecte que les muscles pleins et les sphyncters de ceux qui sont creux. C'est ainsi que le pharynx, l'ésophage, l'estomac, les intestins, la vessie, l'utérus lui-même, le cœur, et surtout le diaphragme, en sont parfois violemment tourmentés.

____

(1) Art des accouchemens, etc., troisième édition, pag. 233, § 1225.

Convulsions partielles.

Les *convulsions partielles* sont assez rares toutefois, et je ne sais si parmi les exemples qu'on en rapporte, il n'en est pas un grand nombre qui devraient porter un autre nom. Nul doute qu'avec Miquel (1) on ne puisse attribuer les vomissemens opiniâtres de certaines grossesses à des mouvemens convulsifs de l'estomac ; que les palpitations portées au point de soulever les vêtemens, comme Lemoine dit l'avoir vu, ne tiennent, ainsi que le veut M. C. Baudelocque (2), à une sorte de convulsion du cœur ; mais ces phénomènes n'en sont pas moins généralement compris et avec raison, sous d'autres désignations. C'est sous un autre aspect que les convulsions partielles se présentent le plus ordinairement.

Quoi qu'il en soit, on peut, comme pour les convulsions générales, en établir de deux espèces, de toniques et de cloniques. Les unes, en effet, celles que M. Dunaud (3) appelle *goutte crampes*, sont fixes et comme tétaniques ; les autres sont alternatives et accompagnées de mouvemens plus ou moins bizarres. C'est par ces dernières que débutent souvent les convulsions avec sensation d'une boule qui remonte de l'hypogastre au gosier et qu'on remarque assez fréquemment dans les

---

(1) Oper. citat. p. 65-75.
(2) Oper. citat. p 35.
(3) Thèse, n° 158, Paris, 1813.

quatre premiers mois de la gestation. Bien qu'elles puissent se rencontrer chez l'homme, ainsi que M. C. Broussais (1) en cite un exemple , ce n'en est pas moins, comme le dit M. Dubois d'Amiens (2), presque toujours l'utérus qui en est le point de départ. C'est par elles aussi qu'on explique un certain nombre de prétendus sortiléges, d'histoires de femmes possédées du démon, dévorées par un animal qui aurait pénétré dans leurs viscères.

1° Des parois abdominales.

Dans quelques cas , ce sont les parois du ventre qui paraissent plus particulièrement affectées, ainsi qu'on le voit par l'observation suivante :

Ire OBSERVATION.

1re Grossesse, 5 à 6 mois.—Guérison.

M. P. Dubois m'a dit avoir été témoin de convulsions partielles abdominales fort singulières. La femme était enceinte de cinq à six mois. Les parois du ventre se contractaient avec tant de force, que l'utérus en était complètement refoulé dans l'excavation. On voyait ensuite cet organe revenir brusquement à sa place et rebondir à la manière d'une balle élastique qu'on a lancée sur le sol. D'autres bosselures se montraient aussi

---

(1) Dubois d'Amiens, Histoire philosophique de l'hystérie et de l'hypochondrie, p. 265. Paris, 1833.

(2) Ibid. p. 261.

dans les flancs, l'épigastre, la région ombilicale, et semblaient dépendre de la contraction spasmodique des viscères autant que de celle des parois du ventre. Cette femme a fini par guérir sans avorter.

2° Des viscères.

Plus souvent ce sont les viscères seuls dont les contractions se trouvent perverties. En voici un des exemples les plus remarquables que je connaisse.

2ᵉ OBSERVATION.

Une villageoise âgée de 22 ans, d'une constitution sèche et nerveuse, accoucha très naturellement de son troisième enfant. Elle voulut se lever et travailler le septième jour ; mais quelques douleurs dans le bas ventre l'obligèrent à se recoucher. Le dixième jour, elle fut effrayée des mouvemens qui s'opéraient dans son abdomen, et qui reparaissaient d'instant en instant avec une intensité nouvelle. Je fus appelé pour les examiner. Ils me surprirent presque autant que la malade. On voyait à travers les tégumens et les muscles, comme un globe qui se serait promené dans toutes les régions du bas ventre, tantôt vers l'excavation, tantôt aux flancs, d'autres fois à l'ombilic. Cette espèce de boule se transformait parfois en plusieurs bosselures qui traversaient avec bruit la cavité abdominale, dont les parois me semblèrent toujours conserver leur souplesse normale. La malade s'imagina bientôt qu'elle avait un animal dans le corps, qu'elle était vouée à l'enfer. Sa tête n'y résista pas long-temps. Elle devint complètement folle. On la fit entrer à l'hôpital de Tours, où elle mourut deux ans après, sans que ces sin-singuliers mouvemens eussent entièrement cessé.

Le péritoine et les muscles étaient d'un noir d'ébène, quoique sains, dans la région hypogastrique. Les organes digestifs ne nous offrirent aucune altération. La matrice était comme lardée de petites tumeurs fibreuses; l'un des ovaires était dégénéré en kyste multiloculaire;il en était de même de la trompe correspondante; le cerveau, les poumons et le cœur étaient exempts de toute lésion.

Smellie et Plenck (1) prétendent avoir observé des convulsions du vagin assez fortes pour empêcher l'enfant de sortir. M. Halma-Grand (2) et M. Mondière (3) disent, il est vrai, avoir senti le vagin se contracter au point d'engourdir la main de l'accoucheur pendant le travail; mais il n'est pas démontré qu'aucune erreur n'ait été commise dans ces divers cas.

3º De la Matrice.

Les convulsions partielles qui doivent le plus fixer notre attention sont celles de la matrice : elles ont été signalées de tout temps. On les ob-

(1) Art. des accouchem. p. 122. Miquel, p. 156.
(2) Gazette méd. de Paris, 1831, p. 323.
(3) Des rupt. de l'utér. Mémoire à la Soc. d'émulat., 1834.

sérve pendant la grossesse, au moment du travail et après l'accouchement.

A. M. Alphonse Menard (1) dit en avoir vu *pendant la gestation* qui donnaient à l'utérus la forme d'une calebasse. M C. Baudelocque (2) et M. Deneux (3) citent un cas où la matrice s'élevait, s'abaissait, se portait à droite, à gauche, avec une force surprenante. M. Ed. Petit (4) affirme que chez le sujet de son observation, elles étaient si violentes, que l'utérus semblait à chaque instant se précipiter vers la vulve, et qu'il fallut le soutenir avec les doigts pour l'empêcher de sortir. Bien que mêlés d'un peu d'exagération, ces faits ont été recueillis par des contemporains trop instruits pour qu'il soit permis de les révoquer en doute. On peut voir encore celui que relate M. Pacoud (5), et dans lequel la matrice devint le siége de mouvemens réels, et d'une violente agitation.

B. Les convulsions de la matrice *pendant le travail* sont d'autant plus faciles à comprendre, que, dans la période d'expulsion, chaque contraction a quelque chose de véritablement convulsif. Envahissant parfois la totalité de l'organe, elles n'en comprennent le plus souvent qu'une région.

---

(1) Transact. méd. tome I V, p. 246.
(2) Oper. citat. p. 36.
(3) Miquel, p. 108.
(4) Bibliot. méd. tome **XXIX**, p. 171. Baudel. th., p. 82.
(5) Compte rendu de la maternité de Bourg, 1825.

Celles du col ont surtout été notées, soit à l'orifice externe ou vaginal, soit à l'orifice interne ou utérin. Il ne faudrait pas s'en laisser imposer cependant par ce qu'avancent les observateurs des contractions spasmodiques du col, avant que la tête ne soit arrivée dans l'excavation. C'est presque toujours près du corps de l'utérus, et non du côté du vagin, que la crampe, que la convulsion existe. Dans ce sens on ne la rencontre qu'après le passage de la partie de l'enfant qui se présente. Elle était si forte, dit Mauriceau (1), qu'on arracha la tête de l'enfant. Saxtorph (2) a vu depuis qu'il en fut de même pour le tronc, dans un cas où le fœtus venait par le pelvis. Smellie en cite un autre où il ne fut pas possible d'extraire l'enfant sans vider la tête. Baudelocque convient qu'à moins d'inciser le cercle coarcté, on écraserait plutôt la tête. Il ne fut pas possible une fois à M. Dubois (3) de passer outre pour aller aux pieds. Le forceps devint indispensable. M. A. Ménard (4) en relate un exemple bien plus intéressant encore. Le travail durait depuis quatre-vingt-seize heures. La tête avait été arrachée. L'accoucheur ne parvint que très difficilement à faire descendre les bras. La partie supérieure du col était appliquée sur le thorax à la manière d'un cercle de fer. Ce ne fut qu'après de longs efforts

---

(1) C. Baudelocque, oper. citat. p. 55.
(2) Ibid.
(3) Ibidem.
(4) Transact. médic. tome IV, p. 246.

et de grandes difficultés que la main arriva enfin aux pieds. L'enfant était ascitique.

C. La *délivrance* ne met point à l'abri d'un pareil phénomène. Le chatonnement du placenta en est un effet. On en doit une observation curieuse à Girard (1) de Lyon. M. A. Ménard (2) en a recueilli un qui ne l'est pas moins. Les contractions existaient à l'état normal au-dessous du resserrement. Dans le kyste au contraire elles étaient accompagnées d'un frémissement que l'accoucheur apprécia sans peine, et offraient véritablement les caractères convulsifs. J'ai moi-même observé plusieurs faits du même genre : mais je ne crois pas devoir m'y arrêter, parce que le resserrement convulsif ou spasmodique qui cause le chatonnement du délivre, forme un accident à part dont je n'ai point à m'occuper.

ART. 2.—Espèces.

Les convulsions puerpérales, offrant différentes nuances, ont dû être comparées aux affections convulsives des autres états de la vie. Aussi en a-t-on établi de tétaniques, de cataleptiques, d'hystériques, d'épileptiques, d'apoplectiques, de choréiques. M. Merriman (3) n'en parle que sous le titre d'épilepsie, et Vogel (4) dit que c'est une épilepsie aiguë. M. Burns (5), qui en admet une es-

____

(1) Journal général, tome 48, p. 265, 271.
(2) Transct. méd. tome IV, p. 247.
(3) Synops. on difficult parturition, etc., p. 139.
(4) Burns, principl. of midwifery p. 483, 1832.
(5) Ibid. p. 481.

(14)

pèce par épuisement, fatigue, lenteur du travail,
hémorrhagie, dit que les plus fréquentes sont de
la nature de l'éclampsie, ou du tétanos (1), que
celles-ci se trouvent dans la proportion de 100 à 1.
Sauvages(2), voulant en faire une maladie distincte,
leur imposa, comme Hamilton (3) l'a fait depuis,
le nom d'*éclampsie*. Mais M. Dewees (4), qui en a
fait le sujet d'un traité spécial en 1818, n'en con-
tinue pas moins (5) de les classer sous les trois
formes : 1° épileptique; 2° apoplectique; 3° hystérique. Craignant (6) que cette diversité de noms
ne fît prendre pour une même affection plusieurs
maladies différentes, et remarquant (7) que
l'éclampsie des femmes en couches comprend plusieurs états, qui n'ont entre eux d'autre ressem-
blance que la perversion des mouvemens muscu-
laires, M. C. Baudelocque (8) a cru devoir les réunir
sous les titres de tétanos, d'épilepsie et de catalepsie. Pour moi je crois, avec Madame La Chapelle (9), que les convulsions des femmes enceintes, en travail et en couches, diffèrent le plus
souvent du tétanos, de la catalepsie, de l'épilesie,
de l'hystérie, de l'apoplexie, etc.; et je pense,

---

(1) Burns, principl. of midwifery, p. 481, 1832.
(2) Nosol. class. 4 ord. 18. § 3.
(3) Annales of medec. vol. 5, p. 313.
(4) Essays on puerperal etc., convulsions.
(5) Compendious syst. of midwif. p. 497.
(6) C. Baudelocque, Th. n° 84, Paris, 1822, p. 8.
(7) Ibid. p. 22.
(8) Ibid. p. 25.
(9) Pratique des accouch. tome III, p. 16.

avec Désormeaux (1) (sans y tenir pourtant beaucoup), qu'il vaut mieux leur conserver le nom d'éclampsie, à moins qu'on ne préfère le terme de *dystocie convulsive*, usité par Young (2)

S'il est vrai qu'on reconnaît toujours dans l'éclampsie quelques-uns des caractères des maladies dont on a emprunté le nom pour la désigner, il l'est aussi, quoiqu'en dise Bland (3), qu'elle leur imprime presque constamment un cachet particulier. M. Capuron (4) parle d'une malade qui éprouva, peu de temps après la conception, des mouvemens convulsifs tels que tout son corps se courba en avant comme dans l'emprosthotonos, et resta ainsi jusqu'à l'accouchement. On peut bien, à la vérité, qualifier de tétanique, un semblable état; mais je ne crois pas qu'il faille, à l'imitation de M. C. Baudelocque (5), en faire un tétanos réel.

L'extase où resta long-temps plongée une femme saisie de frayeur, à la vue d'un enfant qui s'était laissé glisser sur une de ces cordes qu'on employait autrefois en guise de rampe, le long des escaliers, n'eut pas non plus une véritable catalepsie, comme Peu (6) semble d'ailleurs ne pas l'admettre non plus.

---

(1) Dict. de Médecine, tome VII, p. 292.
(2) Merriman, oper. citat. p. 147.
(3) Observ. on parturition, etc., p. 136.
(4) Maladies des femmes, p. 459.
(5) Thèse, n° 84, Paris, 1822, p. 8.
(6) Pratique des accouch. p. 77.

J'en dirai autant d'une observation de M. De-neux (1) relative à la catalepsie. La femme, âgée de 25 ans, délicate, était en travail depuis quelques heures lorsque les convulsions survinrent. Bientôt elle perdit connaissance. À huit heures, les yeux étaient fixes, les mâchoires serrées, les joues colorées, le pouls dur et lent, la respiration comme suspendue, les membres dans un état de demi-raideur. Le doigt, porté sur le col utérin, réveilla un instant la malade, qui retomba de suite dans son état de catalepsie. Elle revint après une large saignée. L'accouchement se fit naturellement et les suites de couches n'offrirent rien de particulier. On peut trouver-là une variété à part de l'éclampsie; mais ce n'est point une catalepsie. L'exemple communiqué par Ané (2) à M. C. Baudelocque est encore moins concluant.

Les observations d'apoplexie puerpérale, publiées par M. Ménière (3), et que M. Larcher (4) rapporte à une hypertrophie du cœur déterminée par la gestation, appartiennent à une des terminaisons de l'éclampsie et diffèrent évidemment de l'apoplexie proprement dite. L'une des femmes, dit M. Ménière, muette, idiote, est prise de convulsions épileptiformes qu'on ralentit par

---

(1) Miquel, traité des convulsions, p. 157.
(2) Baudelocque, Thèse, etc. p. 107.
(3) Arch. générales de méd.. tome XVI, p. 494.
(4) Ibid. tome XVI, p. 521.

la saignée. Il en vint quatre accès coup sur coup vers le sixième mois de la grossesse, et la mort en fut la suite. Quelques caillots de sang, du volume d'une noisette, ont été trouvés dans le corps strié et les couches optiques.

Chez celle dont parle M. Schedel (1), des convulsions eurent également lieu dans les membres avant et après la perte de connaissance. Elle était âgée de 35 ans, enceinte pour la troisième fois, et à huit mois de grossesse. L'accouchement se déclara par suite d'une longue marche. L'enfant vint mort, et les accidens ne se manifestèrent qu'après la délivrance. La substance cérébrale était infiltrée de sang.

Chez la malade que M. Leloutre (2) a observée, et qui était âgée de 35 ans, primipare, infiltrée, les accidens ne se montrèrent non plus qu'après la délivrance. La perte de connaissance fut également accompagnée de mouvemens convulsifs, d'écume à la bouche, et de raideur dans les membres.

Maygrier (3) a d'ailleurs raison de soutenir qu'un pareil état n'a point de rapport avec l'hypertrophie du cœur, et que, sous le point de vue de l'apoplexie, on prend souvent les apparences pour la réalité.

L'hystérie, dont les convulsions puerpérales

---

(1) Arch. générales de méd., tome XVI, p. 497.
(2) Thèse n° 9, Paris, 1826, p. 12.
(3) Journal des Connaissances méd. tome Ier, p. 44.

empruntent quelquefois les formes, est si loin d'en
constituer l'essence, que l'état de gestation est
souvent son meilleur remède. Aux exemples que
la science en possède déjà, on peut ajouter celui
que M. Arnaud Morilhon (1) a fait connaître. Il
s'agit d'une dame habituellement sujette aux convulsions hystériques, et qui en fut débarrassée
pendant ses deux grossesses.

L'épilepsie est dans le même cas. D'abord,
c'est une erreur de dire avec M. Ménard (2) que
l'*aura epileptica* précède ordinairement l'éclampsie. Ensuite, il est prouvé par une foule de
faits, et je connais moi-même une dame qui est
dans ce cas, que la grossesse peut éloigner ou
suspendre les accès de la simple épilepsie. On voit
dans le mémoire de M. Arnaud (3) l'exemple d'une
femme de maçon, qui, épileptique dès l'enfance,
eut des accès plus forts dans les trois premiers
mois de sa gestation, les vit s'éloigner considéra-
blement ensuite, puis revenir après les couches.
Ils cessèrent pendant trois mois chez une deuxième et pendant cinq mois chez une troisième (4)
malades observées par le même auteur. Enfin, s'il
est vrai que certaines femmes ne soient affectées
d'épilepsie que pendant la grossesse, comme
Mme Lachapelle (5) en rapporte une observation,

---

(1) Transact. méd., tome V, p. 207.
(2) Ibid. tome IV, p. 245.
(3) Ibid. tome V, p. 205.
(4) Transact. méd. tome V, p. 206.
(5) Oper. citat. tome III, p. 17.

il ne l'est pas moins que la maladie alors est loin
de resssembler en tout à l'éclampsie. Nous verrons
en outre, à l'article diagnostic différentiel, que les
apparences mêmes de ces diverses affections offrent d'assez nombreux caractères distinctifs.

ARTICLE 3.—Fréquence.

Des relevés statistiques plus nombreux et basés
sur des masses plus considérables de faits que
ceux qui font actuellement partie du domaine de
la science, seraient indispensables à quiconque
voudrait établir la fréquence soit absolue, soit
proportionnelle de l'éclampsie. M. Merriman (1),
qui en signale 48 exemples, ne parle que d'environ 10,000 accouchemens, tandis que Mme Lachapelle (2) n'en indique que 67 observations, en y
comprenant même 6 cas d'apoplexie, sur près de
38,000 femmes. Aussi M. Ryan (3) a-t-il pu dire
que les convulsions puerpérales sont beaucoup
plus communes en Angleterre qu'en France. Mais
on voit, d'un autre côté, par les tableaux de M. Pacoud de Bourg (4), qui les a rencontrées 47 fois
sur 11,208 accouchemens, et celui de M. Hart(5),
qui n'en cite que 6 sur 400, que cette différence
pourrait bien être moindre qu'on ne serait porté

---

(1) Synops. on difficult. partur. 1826.
(2) Pratique des accouchem. tome III ,p. 3.
(3) Compendium of gynæcol. p. 519, 1831.
(4) Comptes rendus de la Maternité de Bourg, 1823 à 1829.
(5) Dublin hospital report. etc-, vol. V, p. 495.

à le croire d'après les relevés de M. Merriman et de Mme Lachapelle. M. Gaitskell (1) n'en cite qu'un cas sur 400. M. Desjardins (2), au contraire, en indique 7 sur 1,000. Sur 3,000 accouchemens environ, M. Champion (3) en a rencontré 10.

Rien n'est donc variable comme de pareilles proportions, à moins de les établir sur une très grande échelle, comme aurait pu le faire M. Riecke (4), qui parle d'après 220,000 faits, on s'exposerait à de graves erreurs en voulant en tirer des conséquences rigoureuses. En ce qui me concerne par exemple, je n'ai vu aucun cas d'éclampsie sur mille accouchemens qui se sont opérés sous mes yeux à l'hôpital de la Faculté ou à mon amphithéâtre, tandis que j'en avais observé plusieurs à la Maternité de Tours, et à l'hôpital Saint-Louis, où je m'en occupais avec moins de soin. J'ajouterai que sur moins de quinze cents parturitions j'en ai rencontré seize exemples dans la pratique civile.

Peut-être sont-elles plus fréquentes dans certaines années, dans de certaines conditions atmosphériques que dans d'autres. C'est un fait même que Smellie (5) croit avoir constaté. M. Bouteilloux (6), qui en a fait aussi la remarque, dit avec madame Lachapelle (7) qu'à la Maternité de

---

(1) Meissner, progrès des accouchemens au 19e siècle.

(2) Bullet. de la faculté de méd., t. VI, p. 415.

(3) Correspond. privée, Lettre du 6 mai 1834.

(4) Arch. générales, tome XX, p. 76; t. XXII, p. 371.

(5) Lachapelle, tome III, p. 6.

(6) Thèse n° 228, Paris, 1816.

(7) Oper. citat. tome III, p. 6.

Paris elles sont parfois comme épidémiques ; qu'une femme en est rarement prise, sans qu'il n'en survienne bientôt après chez plusieurs autres.

L'époque de leur plus grande fréquence est incontestablement celle du travail : alors même, ce n'est en général ni au début, ni vers la fin, mais dans la longue période qui sépare ces deux extrêmes, qu'elles se manifestent.

M. A. Ménard (1) se trompe en affimant qu'elles n'ont guère lieu qu'à terme pendant la grossesse. Il est plus exact de dire avec Chaussier (2), qu'elles se montrent surtout dans les deux derniers mois; ou, ainsi que l'avance Mme Lachapelle (3), qu'elles sont rares avant le sixième mois. J'en ai observé à six mois. A cinq mois elles sont déjà rares ; et, comme le veut M. Burns (4), celles qui arrivent dans les quatre premiers mois se rapprochent assez de l'hystérie, pour n'inspirer que peu d'inquiétude. La jeune femme de l'hôpital Cochin, qui en fut prise à quatre mois, a cependant fini par y succomber (Obs. xxie.). Il en fut de même dans un cas signalé par Willis (5). Après la délivrance on les observe aussi moins souvent (6); si bien qu'un médecin, ancien interne de la Mater-

---

(1) Transact. méd. tome IV, p. 245.
(2) Convulsions des femmes enceintes. Paris, 1824, p. 9.
(3) Oper. citat. tome III, p. 5
(4) Principl. of midwif. p. 238.
(5) Encyclop. méth., t. II, p/ 248.
(6) Miquel, oper. citat. p. 136.

nité, m'a dit n'en avoir pas vu un exemple sur trente cas d'éclampsie qu'il a recueillis.

Ceci ne peut être, toutefois, que l'effet d'une simple coincidence; car l'éclampsie n'est pas précisément rare après l'accouchement. Au reste, on pourra juger de ces diverses proportions par le tableau suivant :

1° Mauriceau (1), 42 cas.

Pendant la grossesse	7	dont 3 mortes.
Pendant l'accouchement	19	11
Après l'accouchement	16	5
Pendant la gross. et le trav.	1	1
Pendant le travail et après	2	1

2° Merriman (2), 48 cas.

Après l'accouch.	6	1 morte.
Pend. l'accouch. de Jum.	3	1 morte.
Pend. l'accouch.	11	avec le forceps.
Pend. l'accouch.	9 céphalotomies	2 mortes.
Pend. l'accouch.?	4 version	2 mortes.

Une est morte sans être accouchée.

14 sont accouchées sans secours, — 5 mortes.

Primipares 36; guéries, 37; mortes, 11.

Enfans vivans, 17; morts, 34.

---

(1) Miquel, oper. citat. p. 155.
(2) On difficult. Parturit, 1826, p. 148.

3.° Mme Lachapelle (1), 67 cas.

Sur 15,652, 36 cas d'éclampsie, 4 apoplexies ; forceps 12 fois, version 5 fois.

Sur 22,243, 25 éclampsies, 2 apoplexies, forceps 8 fois.

De ces 27 cas

23 ont eu lieu avant l'accouchement (2), 4 après. Sur 23 observations détaillées (3) on trouve 9 mortes.

4° M. Pacoud (4), 47 cas.

1823. — 2,341 acc.—2—	Pend. le trav.	2
1824. — 1,615 —7—	Avant l'acc.	7
1825. — 1,710—8—	Pend. le trav.	5
	Pend. la gross.	1
	Après la déliv.	2
1826. — 2,341 —16—	Pend. la gross.	6
	Pend. le trav.	7
	Après l'acc.	3
1827. — 3,201 —14—	Pend. la gross.	4
	Pend. le trav.	6
	Après l'acc.	4

Totaux : — 11,208. 47. Gross., 18; trav., 20; déliv. 9.

M. Desjardins (5), 7 cas.

Pend. le trav. 5, après la déliv. 2; toutes guér.

---

(1) Oper. citat. tome III, p. 3 à 5.

(2) Dans son relevé Mme Lachapelle ne sépare point la grossesse du travail, p. 4.

(3) De la page 37 à la page 84.

(4) Maternité de Bourg, 1823 à 1829.

(5) Bullet. de la faculté de méd., t. VI, p. 415.

Champion, 10.

Toutes primip., guéries 7, morts 3, enfans guéris 5.

5° M. Velpeau, 21 cas.

Pend. la gross. 8, dont 3 mortes ; guéries, 5.
Pend. le trav. 5, dont 3 mortes ; guérie, 1.
Après la déliv. 8, dont 2 mortes, guéries, 6.

Total.   21   8   12

CHAPITRE II.

Observations particulières.

Art. 1.—Pendant la grossesse.

3e OBSERVATION.

6 mois.—3e Grossesse.—35 ans.—Guérison.

Une dame, rue du Battoir, n° 8, âgée de 35 ans, déjà mère de deux enfans, et dont la dernière couche datait de 9 ans, fut prise subitement de convulsions le matin à 6 heures, après avoir été vivement contrariée vers la fin du 6e mois de sa troisième grossesse. Les gestations précédentes n'avaient rien produit de semblable ; mais cette dame, qui tenait à ne pas laisser connaître son état, se serrait le ventre avec force depuis près de 3 mois. Toutefois elle n'avait rien éprouvé jusque là qui pût faire craindre une attaque d'éclampsie.

M. Tripier, alors (1825) étudiant en médecine,

et qui avait été appelé près d'elle, pratiqua, dès le début, une saignée de trois palettes. Il ouvrit de nouveau la veine au bout de 4 heures. Six accès violens, suivis de torpeur, avaient eu lieu le soir à 5 heures et demie quand on réclama mes conseils.

Les accidens se renouvelèrent en ma présence; puis la malade retomba aussitôt dans l'assoupissement sans sterteur.

Le visage, qui était rouge et comme gonflé pendant les convulsions, devint ensuite pâle et flasque. Le pouls resta dur et assez fréquent. Il n'y avait aucune apparence de travail.

Trente sangsues furent posées aux apophyses mastoïdes. On appliqua des vésicatoires à la nuque, aux cuisses et aux jambes ; on entoura les pieds de larges sinapismes.

Les trois accès qui survinrent encore pendant la nuit offrirent beaucoup moins d'intensité. La connaissance revint dans la journée du lendemain, et le 8e jour la malade avait repris une partie de ses occupations. L'enfant, qui était mort, ne fut expulsé qu'au bout d'un mois, mais sans accidens, et la santé générale ne tarda pas à reprendre son état habituel.

4e OBSERVATION.

7 mois.—1re Grossesse.—22 ans.—Version.—Mort.

Je fus appelé par M. le docteur Fournier Deschamps, près de la Halle, dans le courant de 1832,

4

pour une jeune femme qui en était au 7ᵉ mois de sa première grossesse. Les membres abdominaux étaient le siége d'une légère infiltration. Quoiqu'un peu molle et de constitution lymphatique , la malade avait toujours joui d'une bonne santé. On ignorait la cause de ses convulsions, dont le premier accès datait déjà de 15 heures. Les accès, d'abord d'une violence extrême , avaient un peu perdu de leur intensité, mais en se rapprochant et en se prolongeant de plus en plus. Une saignée de trois livres , puis une deuxième de deux livres, puis une troisième de deux palettes avaient été pratiquées. Les jambes et les pieds portaient les traces de larges sinapismes. La face était pâle, couleur de cire , le pouls petit , lent , la respiration faible et stertoreuse. La malade ouvrait les yeux, mais ne répondait pas quand on lui parlait avec une certaine force. Elle se remuait et se tournait librement dans le lit, bien qu'elle fût sans connaissance hors le temps des accès. Le col utérin était effacé, et l'orifice large d'un pouce et demi environ. On décida que la version serait essayée. Je la pratiquai sur-le-champ. Il fallut aller avec lenteur et employer une certaine force pour traverser le col. L'enfant, peu volumineux, naquit mort, et paraissait l'être depuis quelque temps. L'utérus revint bien sur lui-même. La femme, sortie de son état de torpeur pendant l'opération , y retomba quelques minutes après. Un nouvel accès survint au bout d'une demi-heure , et la mort , précédée d'un coma profond , eut lieu 3 heures plus tard.

La délivrance n'avait offert aucune difficulté.
L'ouverture du corps n'a point été faite.

5e et 6e OBSERVATIONS.

7 mois et demi.—1re Grossesse.—19 ans.—Guérison.—Recidive
à terme.—Pertes.—Accouchement spontané.—Mort le 3e jour.

Une jeune fille, bien constituée, mais nerveuse
et très impressionable, enceinte pour la première
fois et contre son gré, à l'âge de 19 ans, avait
déjà éprouvé quelques mouvemens spasmodiques
dans les membres et à la face, lorsqu'elle fut prise
tout-à-coup de véritables convulsions au huitième
mois de sa grossesse. Appelé près d'elle, rue de
Vaugirard, n° 36, je la trouvai hors de l'accès,
ayant toute sa connaissance et la figure presque
naturelle. Ses idées me parurent seulement un
peu embarrassées. Tous les mouvemens étaient
libres. Les jambes offraient un gonflement lymphatique assez considérable. Le pouls avait de la
dureté sans être fréquent. Il n'existait aucun
symptôme de travail. Une saignée de dix onces
fut pratiquée. Je prescrivis le repos absolu, des
cataplasmes sinapisés aux pieds, puis, à prendre
par cuillerée, une potion composée d'eau de tilleul
et de laitue ℥ iv, laudanum gouttes x, liqueur
d'Hoffmann gouttes xii, sirop d'œillet ℥ j. Cinq semaines se passèrent sans nouvel accès. Alors le
travail parut se déclarer. Trois attaques de convulsions peu intenses eurent lieu dans les 4 premières heures. La malade fut transportée chez une

(28)

sage-femme (madame Vacher), rue de Bussi, où je la vis le soir à 7 heures. Il y avait de la torpeur plutôt que du coma. De légers mouvemens convulsifs se manifestèrent de temps en temps. Une perte peu abondante était survenue. Le col était souple et dilaté de la largeur d'une pièce de 5 fr. Les contractions de la matrice étaient faibles et éloignées. Une potion, comme précédemment, fut administrée. On appliqua des sinapismes aux pieds et aux genoux. Je fis placer un large vésicatoire sur l'hypogastre. L'accouchement se termina à 10 heures le même soir. Cette femme, naturellement vive, resta comme assoupie sans sterteur toute la nuit. Le lendemain elle répondait aux questions qui lui étaient adressées, ouvrait les yeux et avait la connaissance de ce qu'elle faisait. Il y eut de l'agitation dans la nuit suivante. Le troisième jour le coma devint plus profond. La respiration s'embarrassant de plus en plus, la mort survint le matin du quatrième.

7ᶜ OBSERVATION.

2ᵉ Grossesse.—26 ans.—9ᵉ mois.—Vésicatoire sur le ventre.—
Guérison.

Une femme, âgée de 26 ans, enceinte pour la deuxième fois, près de laquelle me fit appeler M. le docteur Regnault, était à la fin de sa deuxième grossesse et au deuxième jour des accidens. Forte sans être pléthorique, habituellement bien portante, et n'ayant rien éprouvé de particulier dans le courant de sa gestation , cette malade était dans un coma profond depuis plusieurs heures, et avait eu déjà sept accès de violentes convulsions. Elle avait été saignée trois fois et assez largement. Des sinapismes avaient été appliqués et des antispasmodiques donnés en lavemens. Le travail n'était pas commencé, mais le col de l'utérus était effacé et le terme très prochain.

Il n'était pas possible de rien faire avaler à cette femme. On recourut aux sangsues derrière les oreilles, puis à la vulve, au camphre en lavement. On revint aux sinapismes. Des vésicatoires furent mis aux cuisses et à la nuque.

Plusieurs accès n'en eurent pas moins lieu dans la nuit. Le lendemain , M. Regnault prit le parti d'appliquer un large vésicatoire sur l'hypogastre. Les premiers symptômes du travail se déclarèrent au bout de 3 heures. La connaissance revint pendant les douleurs. L'accouchement ne dura que sept heures. Il y eut encore du coma pendant toute la nuit suivante, mais les convulsions ne reparurent pas. Tous les symptômes se sont graduellement dissipés, et la malade s'est parfaitement rétablie.

8ᵉ OBSERVATION.

2ᵉ Grossesse. —Un peu avant terme. — 23 ans. — Accouchement spontané.—Guérison.

On me fit appeler, en mars 1829, rue du Roi-de-Sicile, près d'une dame, qui était à la fin de sa deuxième grossesse. De constitution nerveuse et lymphatique, assez forte cependant, cette dame avait beaucoup souffert de la tête et de l'estomac depuis six semaines. Les jambes, les cuisses, la vulve étaient médiocrement infiltrées. On la croyait en proie à quelque chagrin domestique. Des accès de convulsion générale, avec des intervalles lucides d'abord, et accompagnés de coma ou de torpeur ensuite, existaient depuis 15 heures. Un de ces accès eut lieu en ma présence. Après, je pus tirer la malade de son assoupissement en la questionnant. Elle reconnaissait les personnes qui l'entouraient, et se plaignit vivement pendant que je la touchai. Le col, effacé, commençait à peine à s'entrouvrir. On ne sentait aucun frémissement dans la matrice par l'exploration hypogastrique.

M. Waner, appelé près de la femme dès le principe, avait pratiqué une saignée du bras. M. Lafond avait ouvert une seconde fois la veine. Des antispasmodiques avaient été donnés. Nous convînmes d'appliquer vingt-cinq sangsues aux mastoïdes, de recourir en même-temps aux sinapismes et aux vésicatoires sur les membres et à la nuque. Un bain d'eau tiède fut aussi prescrit. Ces moyens ne parurent pas amener d'amélioration. On revint à la saignée le lendemain. Le travail s'annonça vers le soir. Au lieu d'augmenter, les accidens diminuèrent, puis cessèrent tout-à-fait pendant les contractations utérines. L'accouchement se termina dans la nuit. Les suites en furent naturelles, et la guérison a été complète au bout de 15 jours.

9ᵉ OBSERVATION.

1ʳᵉ Grossesse. — 9ᵉ mois.—20 ans.— Mort.

Au mois de juin 1830, je fus prié par M. Pelletan, d'aller voir à Ruel, près Paris, une dame qui était dans les convulsions depuis 24 heures. Je la trouvai sans connaissance, ne répondant à aucune question, ouvrant les yeux par momens, néanmoins, et ayant l'air de regarder autour d'elle. Le pouls était lent, plutôt faible que fort. La face n'était ni pâle ni animée. Il n'y avait point d'infiltration. La respiration était calme, faible, presque naturelle. Je ne trouvai aucune apparence de travail. On croyait la malade à 15 jours de son terme. C'était sa première grossesse. Elle avait eu beaucoup de chagrin. Le médecin du régiment en garnison à Ruel, qui l'avait soignée jusque-là, m'apprit que le mal avait débuté par des accès d'éclampsie d'une grande violence; que chacun de ces accès avait été suivi d'une torpeur de plus en plus prolongée; qu'ils avaient été beaucoup plus rapprochés, mais qu'en s'éloignant et perdant de leurs forces, ils se trouvaient séparés par un assoupissement de plus en plus persistant. Il avait pratiqué deux saignées, et fait avaler quelques antispasmodiques. On appliqua des sangsues aux mastoïdes, des vésicatoires aux cuisses, à la nuque, des sinapismes aux jambes et aux pieds. Une nouvelle saignée fut prescrite pour le lendemain si le pouls reprenait de la force. On donna un bain. L'assoupissement continua de faire des progrès ; rien ne put le dissiper. Le travail ne se déclara point, et la mort arriva 15 heures après ma visite.

ART. 2.—Pendant le travail.

10e OBSERVATION.

1re Grossesse. — Pendant le travail.—24 ans. — Forceps.— Point de saignée.—Guérison.

Une fille de la campagne était venue chez une sage - femme , rue Monsieur-Leprince , pour y faire ses couches. Robuste, sanguine, n'ayant jamais été malade, mais ayant les membres pelviens fortement infiltrés. Cette femme, âgée de 24 ans, fut prise d'éclampsie après 6 heures d'un travail d'ailleurs fort naturel. Les accès, se renouvellant avec force, effrayèrent la sage femme, qui envoya chercher M. Ribail, interne à l'hospice de la Faculté. Ce médecin trouvant la tête fortement engagée put espérer que l'accouchement allait se terminer. Il n'en fut rien cependant ; et les accès devinrent de plus en plus fréquens. Quand j'arrivai, la tête était dans l'excavation, ayant franchi le col. La malade eut un nouvel accès à la première contraction dont je fus témoin. La face était gonflée, livide ; la langue, qui avait été mordue plusieurs fois, remplissait la bouche ; la peau était chaude et le pouls assez grand. Bien que le gonflement des membres, des cuisses surtout, fut

àssez considérable, il n'y avait cependant que peu
d'œdème.

J'appliquai le forceps immédiatement. La femme
fut reportée au lit, et garnie du bandage de ventre.
Elle resta dans le coma et eut la respiration modé-
rément stertoreuse une grande partie de la nuit
(il était 5 heures du soir). Malgré les sinapismes
qu'on avait promenés sur les pieds, les jambes et
les cuisses, il y eut encore deux accès. Une saignée que j'avais prescrite, ne put point être faite.
La connaissance revint le lendemain; et la guérison
a fini par s'effectuer complètement à l'hôpital, où
la malade fut transportée le second jour de son
accouchement.

IIᵉ OBSERVATION.

Iʳᵉ Grossesse.—A terme.—20 ans.—Accouchement spontané.—
Guérison.

M. Pinel Grand-Champ m'a communiqué le
fait d'une jeune femme qui put accoucher sans
aucun secours étranger, malgré les convulsions répétées dont elle était atteinte. Un jeune médecin,
appelé d'abord, avait pratiqué une première saignée de dix à douze onces; M. Pinel en fit pratiquer une autre. M. Capuron se rendit également
près de la malade. Comme le bassin était large,
que les organes génitaux étaient souples, que le
col était largement dilaté et qu'il se dilatait de
plus en plus à chaque accès et à chaque douleur,
on crut devoir s'en remettre à l'organisme pour

l'expulsion du fœtus. Le résultat répondit à l'attente des praticiens que je viens de nommer, et l'accouchement se fit deux heures après leur consultation. Il y eut de nouveau trois accès d'éclampsie ensuite ; mais ils devinrent de moins en moins forts, et la femme s'est complètement rétablie.

12ᵉ OBSERVATION.

1. Grossesse. - 22 ans.—Pendant le travail.— Mort. — Sang épanché dans le cerveau.

Je dois encore l'observation suivante à M. Pinel Grand-Champ.

Une jeune dame, qui s'était rendue chez une sage-femme pour y passer le temps de ses couches, fut prise de convulsions peu de temps après le début du travail. On la saigna plusieurs fois et on appliqua des sangsues sans en tirer d'avantages marqués. Lorsque M. Pinel arriva près d'elle, l'accouchement était fort avancé, et la tête, descendue dans l'excavation, eût été facile à saisir avec le forceps. L'enfant aurait pu être extrait en quelques secondes ; mais les symptômes parurent si graves, et le mal si avancé, qu'en agissant on pouvait craindre de voir la femme mourir pendant l'opération. On préféra donc s'en remettre aux efforts de l'organisme pour la terminaison du travail. La mort eut lieu au bout d'une demi-heure. L'ouverture du corps fut faite par M. Pinel, en présence de MM. Blandin et Jobert ; on trouva la substance cérébrale fortement injectée et près de deux onces de sang dans les ventricules.

15ᵉ OBSERVATION.

1ʳᵉ Grossesse. — 28 ans.—Petite saignée.—Paralysie.—Version —
Guérison.

Une femme de 28 ans, pléthorique, enceinte
pour la première fois, et qui s'était assez bien
portée pendant toute sa grossesse, eut de fausses
douleurs d'enfantement très aiguës. Le médecin,
jugeant à propos de les calmer, lui ordonna un
remède anodin, propre à en affaiblir la violence ;
les douleurs continuèrent avec la même force le
reste du jour et toute la nuit suivante : on fit le
lendemain vers midi une petite saignée de six
onces ; mais à midi la malade eut d'horribles convulsions par tout le corps ; elles commençaient
par le petit doigt de la main gauche, et furent
suivies d'une hémiplégie du même côté. A peine
cette femme était-elle revenue à elle-même, qu'elle
retomba dans son premier état ; elle fut plus de
cinquante fois tourmentée alternativement de convulsions et d'hémiplégie. On lui donna un paré-
gorique. Elle le rendit sur-le-champ. On examina
la situation de l'enfant, qui se trouva naturelle.
Bien qu'il fût mort, la sage-femme le tira. On
donna quelques gouttes d'eau froide à la mère,
ce qui la remit un peu ; mais bientôt après des
convulsions terribles l'agitèrent et la mirent en
danger de mort. M. Céréboom, son médecin et
son époux, lui fit respirer de l'essence de succin et
lui en fit avaler quelques gouttes pour la retirer

de sa faiblesse; il la frotta avec la même essence pendant toute la nuit, au col, au visage, aux deux extrémités supérieures, surtout à la gauche. Par ce moyen, il dompta peu à peu la force et la violence des convulsions; et la malade commença à avaler quelques gorgées d'eau froide. Il eut encore la précaution de lui lier le bras gauche, et de le serrer étroitement, lorsque les avant-coureurs des convulsions annonçaient une nouvelle attaque; ce qui fit que ces attaques n'agitèrent que la partie qui était au dessous de la ligature. La femme eut la nuit suivante un sommeil assez tranquille; les lochies prirent leur cours ordinaire; elle observa la diète qu'on prescrit à ceux qu'on traite d'une grande plaie. Le quatrième jour de l'accouchement, elle eut, outre les symptômes ordinaires de la fièvre de lait, une fièvre des plus ardentes avec un délire qui dura même après l'accès. M. Grasguis que M. Céréboom, son ami, avait appelé en consultation, reconnut ce délire pour être une des maladies à laquelle les femmes en couches sont sujettes; en conséquence, il proposa un remède dont il avait souvent éprouvé l'efficacité. En voici la recette :

Prenez 15 grains de sel volatil de corne de cerf, un scrupule de quinquina en poudre, et autant de sirop de roses qu'il en faut pour faire un bol.

Dès que la malade eut pris ce spécifique, le délire cessa; et, en peu de jours, elle fut parfaitement rétablie, à l'aide d'un bon régime, qui lui rendit ses forces.

(Observation qu'a trouvée et que m'a fait parvenir M. Champion, 6 mai 1834.)

ART. 3. — Après le travail.

14ᵉ OBSERVATION.

1ʳᵉ Grossesse.—Après la délivrance.—Pertes.—Version.—Mort.

On vint me chercher en toute hâte, vers le milieu d'avril 1832, pour une femme affectée de perte. Rendu près d'elle, quai Saint-Michel n° 15, je reconnus que le travail était fort avancé, que le placenta était inséré sur le col, et que la perte semblait se ralentir. La version était possible et formellement indiquée; mais la malade, fort indocile par caractère et vivement agacée d'ailleurs, ne voulut pas en entendre parler. Il était 9 heures du matin. L'hémorrhagie augmentant au lieu de diminuer et les forces menaçant de s'épuiser, je procédai à l'accouchement forcé vers 11 heures. Le col n'offrit que peu de résistance. Cependant la femme se livra à de tels mouvemens et fut si difficile à contenir, que l'opération dura près d'un quart-d'heure. Ma main n'avait pas encore atteint les pieds que l'agitation à laquelle cette malheureuse s'était abandonnée avait pris le caractère de véritables convulsions. Elle tomba aussitôt dans un colapsus tel que je le regardai comme le prélude de l'agonie. Un accès d'éclampsie l'en retira cependant pour quelques minutes; puis elle y retomba et mourut peu de temps après.

15ᵉ OBSERVATION.

3ᵉ Grossesse.—Après le travail. —Légère saignée —Ventouses.—
Guérison.

M. le baron Larrey me pria, en 1829, de le remplacer près d'une dame, âgée de 29 ans, qui était en
travail de son troisième enfant, rue Neuve-de-Seine.
L'accouchement se termina bien et n'offrit rien
de particulier. Cette dame était forte, sanguine,
replète, pléthorique et abreuvée de chagrins. Il
était 11 heures du soir quand elle se trouva délivrée. La nuit se passa sans accident aucun. Un accès d'éclampsie eut lieu le lendemain matin à 8 heures. Je la vis à 9 heures, puis à 11 dans la matinée,
puis à 2, puis à 5, puis à 9 heures du soir. M. Larrey
y vint aussi plusieurs fois. Les accès revenaient tous
les quarts-d'heure ou toutes les demi-heures. Ils
s'annonçaient par une respiration singultueuse,
par un clignotement des paupières, un roule-
ment rapide des yeux dans les orbites, et le renversement de la tête vers les épaules. Les bras,
les jambes et tout le reste du corps entraient
ensuite en convulsion. On voyait le cou et la face
se gonfler, prendre une teinte rouge, puis pour-
pre, puis livide. De la salive rougeâtre était chas-
sée de la bouche par saccades. La langue, violemment mordue par le mouvement désordonné des
mâchoires, acquit bientôt un tel volume qu'il ne
paraissait plus possible de la faire rentrer en entier. Vers la fin de l'accès arrivaient des soupirs,

des sanglots, une respiration bruyante, et le tout était suivi de torpeur mêlée d'un certain degré d'agitation. Des sinapismes aux jambes, 15 sangsues aux cuisses, deux petits moxas derrière les oreilles, de nombreuses ventouses sèches et scarifiées, puis enfin une saignée de la jugulaire, triomphèrent de ces convulsions effrayantes dans l'espace de 24 heures.

Il resta cependant du gonflement et de l'engourdissement dans le membre abdominal droit pendant un mois.

16e OBSERVATION.

1re Grossesse.—Après la délivrance.—21 ans.—Guérison.

Une jeune et forte femme, qui avait eu quelques mouvemens convulsifs vers la fin du travail de sa première grossesse, fut prise d'un violent accès d'éclampsie, deux heures après la délivrance. M. Layraud, qui l'avait accouchée, lui pratiqua une large saignée du bras; mais comme les convulsions n'en revinrent pas moins avec la même intensité, il crut devoir me faire appeler. Les accès avaient lieu toutes les heures ou toutes les demi-heures. Il y avait sterteur et coma dans les intervalles. On ne pouvait rien faire entendre ni avaler à la malade. Nous convînmes de renouveler une fois, deux fois la saignée, puis de placer des sangsues aux mastoïdes, de promener des sinapismes aux pieds, aux jambes, aux genoux, aux cuisses. Ce traitement fut suivi ponctuellement. On y ajouta un bain tiède, une potion antispasmodique et des boissons légèrement aromatiques le lendemain. Les accidens, qui persistèrent encore 24 heures avec une certaine force, diminuèrent enfin par degrés, si bien que la malade était entièrement rétablie le quinzième jour.

Elle est accouchée de nouveau l'année suivante. Je tiens de M. Layraud que les mêmes symptômes se sont reproduits et que le même traitement en a triomphé.

17ᵉ OBSERVATION.

1ʳᵉ Grossesse.—Après le travail. —27 ans.—Guérison.

Une femme demeurant rue Meslay, blonde, nerveuse et lymphatique plutôt que sanguine, est atteinte d'éclampsie quelques heures après la délivrance de son premier enfant. M. Lafond, son accoucheur, la saigna aussitôt et lui tira près de quatre livres de sang. Les accès diminuèrent assez vite d'intensité et le coma ne dura pas au-delà de 24 heures. Je fus appelé le quatrième jour, à cause d'une douleur accompagnée de gonflement, que la malade éprouvait au pli du bras. Je la trouvai d'une pâleur effrayante, complètement anémique, excessivement faible. Ses jambes s'étaient infiltrées.

C'est le bras droit, celui dont on s'était servi pour la saignée, qui était malade. Tout l'avant-bras était pris, ainsi que la moitié du bras. Le pouls était dur, petit et fréquent. Il y avait menace d'érysipèle phlegmoneux ou œdémateux sans rougeur plutôt que phlébite. Une compression méthodique avec le bandage roulé et des liquides résolutifs dissipèrent promptement cet épiphénomène. La santé générale finit aussi par prendre le dessus, et la malade s'est entièrement rétablie.

18ᵉ OBSERVATION.

6ᵉ Grossesse.—Après la délivrance.— 26 ans.—Guérison.

Mad. R....., épouse d'un de nos confrères, accouche toujours avec facilité et promptitude. Sa constitution est délicate, nerveuse et sanguine tout à la fois. Vive, impressionable et naturellement très gaie, cette dame a souvent été tourmentée de spasmes pendant le cours de ses grossesses. Trois de ses couches antérieures avaient été suivies de convulsions graves. Il n'en survint pas à la cinquième. Elle resta depuis sujette à de violentes douleurs de tête, qui augmentèrent et devinrent presque continuelles pendant sa sixième gestation. L'accouchement se fit néanmoins sans accident. La délivrance, la fièvre de lait, les lochies, tout s'était bien passé. Ce ne fut que le sixième jour qu'il survint des symptômes inquiétans. Après avoir montré beaucoup de satisfaction et de gaîté, elle sentit tout-à-coup sa tête tourner, se vider, et crut être sur le point de se trouver mal, de tomber en syncope. Des convulsions générales se manifestèrent sur-le-champ, se calmèrent, puis revinrent alternativement, sans

former d'accès ni d'intervalles bien réguliers, pendant toute une nuit. Les mêmes phénomènes reparurent le lendemain, mais avec moins d'intensité. L'intelligence restait intacte, hors le moment
des convulsions. Le moindre travail d'esprit, le
moindre mouvement du corps rappelait la douleur de tête, et faisait craindre de nouvelles attaques. Quatre petites saignées, des révulsifs externes, de la glace sur le front, les antiphlogistiques,
des lavemens camphrés et des boissons froides
ont fini par prendre le dessus, et la santé est revenue. La céphalalgie persiste néanmoins, et les
fonctions cérébrales ne se font plus avec la même
netteté qu'autrefois, en sorte que la manie est à
craindre.

19ᵉ OBSERVATION.

1ʳᵉ Grossesse.—Après la délivrance.— 22 ans. —Pertes.—Saignée.—
Guérison.

Madame D., blonde, lymphatique, forte néanmoins et d'une bonne santé habituelle, demeurant
faubourg Saint-Martin, enceinte pour la première
fois à l'âge de 22 ans, s'était persuadée qu'elle ne
survivrait pas à son accouchement. Elle se plaignit
vivement pendant le travail, qui dura huit heures et marcha régulièrement. Je n'arrivai près
d'elle qu'après la sortie de l'enfant. La délivrance
n'était pas faite; je l'aidai dès que la matrice, qui
semblait tendre à l'inertie, se fut un peu durcie.
La crainte d'une perte ne me permettait pas de

temporiser davantage. L'extraction de l'arrière-faix ne laissa pas que d'être assez pénible. Du sang s'était accumulé en quantité de près de deux livres dans la cavité des membranes renversées, et le placenta offrait une épaisseur, un volume considérable. Tous ses cotylédons étaient d'un rouge vif, durs, hypertrophiés, comme hépatisés. L'un d'eux avait deux pouces et demi d'épaisseur. Plus d'une livre de sang sortit encore après. La rétraction de l'utérus ne tarda pas cependant à en tarir l'écoulement. A ma visite du lendemain, je trouvai madame D. dans l'état le plus satisfaisant. Il n'en fut pas de même le troisième jour, au déclin de la fièvre de lait. Une céphalalgie générale avec sensation d'un poids dans le crane fut alors le prélude et la suite de convulsions modérées, mais qui se renouvelèrent plusieurs fois dans l'espace de deux heures. Des sangsues à la vulve et des sinapismes aux pieds calmèrent ces premiers mouvemens. L'état de la tête se maintint toutefois, et l'éclampsie revint le cinquième jour. On fit une saignée du bras qui arrêta les principaux symptômes. Les convulsions ne s'étaient pas reproduites le 10e jour, mais la malade avait encore de la peine à rassembler ses idées, à parler, ne pouvait dormir et souffrait toujours de la tête. Je l'ai ensuite perdue de vue.

20e OBSERVATION.

2e Grossesse.—25 ans.—Portion de placenta.—Guérison.

Une dame, dont la première couche avait été pénible par suite d'une mauvaise position de l'enfant, et qui, dans le cours de sa deuxième grossesse, n'avait joui que d'une santé inquiétante, accoucha cependant cette fois sans secours. Le cordon était grêle et divergeant en approchant de sa racine. Le placenta qui était mince, pâle, et à cotylédons séparés, ne vint qu'avec difficulté. Il parut bien qu'une de ses portions était restée dans la cavité utérine ; mais comme on n'en avait pas la certitude, on crut devoir s'en remettre aux ressources de la nature pour les suites. Les douleurs violentes, qui survinrent dès le lendemain, se calmèrent en partie dans la journée pour revenir au bout de quelque temps. Après la fièvre de lait, il y eut des convulsions et menace de péritonite. On finit par sentir dans le col une masse solide qui ne put être extraite que le huitième jour. Les accidens cessèrent du côté des organes génitaux ; mais des symptômes de ramollissement cérébral les remplacèrent, et mirent la malade dans le plus imminent danger. Elle a cependant fini par se rétablir complètement.

21ᵉ OBSERVATION.

Jeune femme. — 1ʳᵉ Grossesse.—Avant terme.—Trismus.—Tétanos.
—Mort.

Au commencement de l'année 1834, une jeune femme se présente à l'hôpital Cochin pour une fausse couche. Au bout de quelque temps, elle se trouva prise d'un trismus auquel on fit peu d'attention. L'idée vint même qu'elle se plaignait à tort, et que son état n'était pas en rapport avec ses plaintes. Un changement de service, qui eut lieu sur ces entrefaites, la fit en quelque sorte oublier. Cependant les mouvemens convulsifs gagnèrent peu à peu, quoique lentement, toutes les autres parties du corps. On pratiqua plusieurs saignées, mais rien ne put arrêter la marche des accidens, et cette malheureuse est morte dans un état d'opisthotonos complet.

Aucune lésion manifeste n'a été trouvée sur le cadavre. La matrice et l'encéphale, la moelle épinière et les viscères parurent dans l'état normal. C'est à M. H. Larrey que je dois la connaissance de ce fait.

ART. 4.—Sans gestation.

22e OBSERVATION.

20 ans.—Hyst.—3 jours sans remuer, boire ni manger.—
Guérison.

Une jeune fille, âgée de 19 à 20 ans, de courte stature, mais bien proportionnée, menstruée à 13 ans et ayant toujours été bien réglée depuis, avait déjà été prise plusieurs fois de convulsions hystériques, lors de son entrée à l'hôpital de Tours en 1817. Après chacun de ses accès, elle restait pendant plusieurs heures dans un état d'insensibilité et d'immobilité absolue, avec la figure pâle et une lenteur remarquable du pouls. Pendant cette période, la respiration se faisait à peine entendre, et la chaleur du corps descendait au-dessous de son degré naturel. Du reste, aucune roideur, aucun spasme, aucune apparence de maladie ne se laissaient entrevoir, et le tout se terminait par un retour complet à la santé.

Etant sortie en permission, un jour qu'on la croyait guérie, elle tomba en convulsion et fut trouvée sans connaissance sur la colline du Ruau Sainte-Anne, à quelques pas de l'hôpital. Je me rendis près d'elle avec plusieurs de mes camarades, dont M. Cottereau faisait partie. Après l'avoir fait transporter à la salle, je reconnus aisément les symptômes que nous avions déjà observés à la suite de ses autres attaques. Ce qu'il y eut de singulier cette fois, c'est qu'elle y resta soixante-quinze heures. Son calme parfait, sa pâleur, son immobilité pendant cette longue période, eussent porté à la croire morte, ou dans une syncope prolongée, si la respiration, le pouls et la chaleur, quoique faibles, ne se fussent pas maintenus. Nous fûmes étonnés en outre, quand elle en sortit, de la voir reprendre aussitôt ses occupations habituelles et se plaindre à peine de quelque faiblesse. Aucun accès n'a reparu pendant deux ans que cette fille est restée dans la maison à titre d'infirmière.

23e OBSERVATION.

36 ans.—Pas de menstrues.—Accès épileptiforme.—Saignée.—
Guérison à l'âge du retour.

Une femme forte, robuste, sanguine, âgée alors de 36 ans, et dont les règles n'avaient jamais paru, avait un accès de convulsions tous les mois ou tous les deux mois, depuis l'âge de 21 ans, lorsque je la vis à l'hôpital de Tours en 1816. Elle n'en était pas moins devenue enceinte à 23 ans d'un garçon qui a continué de vivre. Pendant la grossesse, ses attaques ont été complétement suspendues. Ensuite elles n'ont jamais été six mois sans reparaître. Des préludes les annonçaient toujours : de l'oppression, de la chaleur, un sentiment de plénitude vers la tête, du trouble dans les idées, étaient un avertissement qui trompait rarement la malade. Aussi venait-elle sur-le-champ réclamer une saignée, qui la soulageait constamment. Si on ouvrait la veine avant que les accidens ne fussent développés, ils ne survenaient pas, et cette femme en était quitte pour un mois ou six semaines. Quand on ne se décidait à la phlébotomie qu'au moment de l'attaque, les convulsions se calmaient à l'instant même. Lorsque la saignée n'était pas faite du tout, l'accès était au contraire d'une violence extrême, et l'on avait lieu de craindre chaque fois une attaque d'apoplexie. Du reste il n'y paraissait plus quelques minutes après. J'ai su que l'âge critique seul avait mis un terme à ces phénomènes.

24e OBSERVATION.

18 ans.—Hystérie épileptiforme.—Nombreuses saignées.—Paraplégie.—Guérison.

Une grosse fille, à tête ronde et de courte stature, réglée à 12 ans, rouge, pléthorique et nerveuse tout à la fois, fut admise à l'hôpital général de Tours, en 1817, pour des convulsions qui revenaient deux ou trois fois chaque mois, par accès violens et de près d'une demi-heure de durée. Toutes ses attaques débutaient par un embarras abdominal, et le sentiment d'une boule qui se serait portée de l'hypogastre vers la gorge. Le cou et toute la face devenaient aussitôt le siége d'une congestion extrême. Une respiration saccadée, avec sanglots et suffocation, le renversement de la tête en arrière, puis des contorsions, une agitation extraordinaire des membres et de tout le corps, se joignaient presque instantanément à ces premiers symptômes. Le tout se terminait par de longs soupirs, des larmes et un abattement considérable. Du reste la connaissance revenait sur-le-champ, et il n'y avait ni écume à la bouche, ni sortie de la langue, ni pronation forcée des pouces et des mains. Les accès n'étaient en général indiqués par aucun prodrome. Les règles n'avaient pas paru depuis un an, six mois avant le début de la maladie. Les attaques étaient toujours modérées, sinon calmées par la saignée du bras. On les prévenait quelquefois en ouvrant la veine quelque jours avant l'époque présumée de leur apparition.

Soumise à la lancette au moment où l'une de ces attaques venait de commencer, la malade vit avec tant de plaisir son sang couler, qu'elle pria l'élève de le laisser aller. Aussi fit-on une saignée de plus de trois livres. Dès le lendemain, il y eut absence complète de sensibilité et de mouvement dans toute la moitié inférieure du corps. Les accès n'ont pas reparu, et dix-huit mois après, la guérison est arrivée lorsqu'on avait renoncé à tout traitement.

CHAPITRE III.

Causes.

Les causes de l'éclampsie sont très diverses; il en est de prédisposantes et de déterminantes.

Art. 1er. Causes prédisposantes.

Bien qu'on l'observe dans toutes les saisons, à tout âge, dans toutes les classes de la société, sous toutes les températures, il est cependant vrai de dire que les personnes fortes, pléthoriques, qui ont la fibre sèche, la face très animée, le cou court, qui sont abondamment et fréquemment réglées, nerveuses, délicates, irritables, sujettes aux maux de nerfs; que les femmes jeunes ou qui se trouvent enceintes pour la première fois, sont plus exposées à l'éclampsie que les autres.

Les convulsions puerpérales dépendent, dit M. Merriman (1), de l'irritabilité générale, de la distension de l'utérus, ou d'une surcharge de tout le système. Bien que plus communes chez les primipares, comme le veut M. Burns (2), il s'en

____

(1) On difficult parturit., etc., p. 141.
(2) Principl. of midwif. p. 484.

faut cependant qu'elles s'y rencontrent presque exclusivement, comme le donnerait à entendre M. Bouteilloux (1), dont les cinq observations appartiennent effectivement à cet ordre. Les faits que j'ai rassemblés dans cette thèse, prouvent, sans réplique, comme la plupart des observateurs en conviennent d'ailleurs, que l'éclampsie peut survenir à la deuxième, troisième, quatrième et même à la cinquième grossesse, non seulement chez les femmes qui en ont été prises à la première, comme chez celle dont parle M. Dewees (2), mais encore d'emblée et pour la première fois. M. Dumont (3) parle même d'une malade qui n'en fut prise qu'à sa onzième grossesse.

L'état de l'estomac et des intestins a semblé aussi pouvoir favoriser le développement des convulsions. C'est sur cette idée, sans doute, que se fondaient les praticiens qui ont tant fait usage des vomitifs et des purgatifs en pareil cas. Plusieurs auteurs anglais (4) sont encore de cet avis. Il en est de même de Chaussier qui, ayant remarqué (5) que, pendant l'accès, les femmes portent quelquefois la main avec violence vers l'épigastre, comme pour le déchirer, pense (6) qu'alors l'estomac doit être vivement irrité. C'est une opi-

---

(1) Thèse, etc., Paris, 1816.
(2) Merriman, oper. citat. p. 148.
(3) Journal général, tome III, p. 482.
(4) Burns, principl. of midwif. p. 484.
(5) Oper. citat. p. 12.
(6) Ibid. p. 7.

nion que semble aussi partager Miquel, mais qui n'est réellement admissible que pour un petit nombre de cas.

L'infiltration des membres pelviens surtout, est une autre cause d'éclampsie, qui a dû fixer l'attention des accoucheurs. Lorsque Demamet (1) l'annonça au commencement de ce siècle, il fut combattu par Fournier (2); parce qu'en effet les six observations qu'il en rapporte ne sont pas très concluantes. Depuis, l'influence de cette cause a été de nouveau révoquée en doute par Miquel (3); c'en est cependant une des plus faciles à constater par l'examen des faits. Je ne pense pas qu'il faille se l'expliquer, en disant avec M. Lagarde (4), qui semble parler d'après Chaussier (5), que le refoulement des poumons pendant la grossesse empêche l'oxidation du sang; mais, comme Mme Lachapelle (6), j'ai la conviction que les femmes infiltrées sont fortement exposées aux convulsions.

A ces causes générales il faut encore ajouter les causes spéciales.

§ 1. Pendant la grossesse.

Dans le cours de la gestation, l'éclampsie est en quelque sorte préparée par le travail de chaque jour.

---

(1) Journal général, tome IX, p. 110.
(2) Ibid.
(3) Oper. citat. p. 39.
(4) Thèse, etc. ou C. Baudelocque, p. 87.
(5) Mme Lachapelle, tome III, p. 8.
(6) Ibid. p. 6.

Les modifications profondes que la conception imprime à tout le système nerveux chez beaucoup de femmes, y prédisposent évidemment dans les premiers mois. Seulement les convulsions, étant alors presque entièrement nerveuses, sont loin d'offrir constamment les divers caractères de l'éclampsie. C'est de celles-là sans doute que veut parler Mad. Lachapelle (1), quand elle dit que chez les femmes nerveuses, les convulsions ne sont pas plus suivies de coma que l'hystérie. C'est tout au plus dans ce cas aussi que M. C. Baudelocque (2) serait autorisé à soutenir que les convulsions ne sont jamais dangereuses, quand elles dépendent d'une grossesse dépourvue de complications.

La suppression des règles, qui retient nécessairement dans le sang des matériaux destinés à être expulsés, augmente à son tour la disposition des femmes aux irritations. L'utérus, bientôt ramolli, imbibé de fluides, devient le siége d'une activité trop grande pour ne pas réagir puissamment sur tout l'organisme, par l'intermédiaire du système nerveux. Les vomissemens, les palpitations, que ses moindres altérations font naître si souvent, expliquent assez comment il peut aider alors au développement des convulsions. Le volume qu'il acquiert plus tard, en fait encore une cause plus active de troubles et de maladies.

---

(1) Oper. citat. tome III, p. 16.
(2) Oper. citat. p. 41,

La pression qu'en ressentent les gros troncs vasculaires et nerveux du bassin ainsi que de l'aorte (1), produit des changemens tels dans la circulation et l'innervation, que les congestions, les excitations cérébrales, n'ont plus rien de surprenant. En pressant le col de la vessie, il peut causer une sorte de rétention d'urine accompagnée de douleurs vives, et conduire ainsi à l'éclampsie, comme chez une des malades de De la Motte (2) ou de Leake (3). Aux sympathies qui l'unissent à l'estomac et sur lesquelles insiste De la Motte (4), on est obligé de joindre alors le refoulement mécanique de ce dernier organe, et par suite celui du diaphragme et des poumons, ainsi que du cœur; de là, dit M. A. Ménard (5), les crampes épigastriques des derniers temps de la grossesse. C'en est du moins assez pour que des causes occasionelles, qui autrement fussent restées sans effet, pervertissent le principe des contractions organiques.

§ II. Pendant le travail.

L'éclampsie au moment de l'accouchement est, quoi qu'en dise Gardien (6), favorisée par la distension extrême de l'utérus par la

---

(1) Deleurye, art des accouch. p. 136, § 457.
(2) Traité complet des accouch., p. 383 à 387.
(3) Pract. obs. vol. II, p. 344, ou Burns, p. 386.
(4) Traité complet des accouch. p. 93, ou Miquel, p. 49.
(5) Transact. méd. tome IV, p. 178.
(6) Traité complet, etc., tom. II, p. 401.

gêne qu'éprouvent les fluides à traverser cet organe, par la rigidité, la dureté, la contraction spasmodique de son col, l'excès de sensibilité de toute sa substance ; par la dureté insolite des membranes, la surabondance des eaux, la présence de deux fœtus, la mauvaise position de l'enfant et toutes les circonstances mécaniques capables d'empêcher ou de retarder l'accouchement. L'agacement que causent les douleurs préparantes et les premières douleurs expultrices y prédispose surtout. Dans ce moment, ce n'est ni par la pression des nerfs, ni en refoulant les fluides vers le crâne que le travail expose aux convulsions, mais bien par les changemens profonds qui viennent de s'effectuer dans ses fonctions. Un examen attentif des choses démontre bientôt, que la douleur pendant le travail réside essentiellement dans l'utérus, et non dans les nerfs du bassin comme le veut Leroux (1), ni dans les autres parties voisines, comme le prétend Girard (2), que les contractions utérines enfin sont réellement douloureuses par elles-mêmes, contrairement à l'opinion de M. M. Dewees et Power (3). Or, un état pareil ne s'établit point au sein de l'organisme sans éveiller de nombreuses irradiations, sans ébranler plus ou moins les principaux systèmes généraux, le système sanguin, et le système nerveux surtout.

---

(1) Des pertes de sang, p. 42, Miquel, p. 90.
(2) Journal général, tome 48, p. 265.
(3) Ryan, Manual of midwif. etc.

Sans dire avec M. A. Dubois(1) que les contractions physiologiques, qui suffisent à l'utérus pour l'expulsion du fœtus quand l'acouchement ne se fait pas trop attendre, sont remplacées dans le cas contraire par des contractions pathologiques, il faut cependant convenir que celles qui reviennent après avoir long-temps cessé, dans un travail lent, déterminent en général plus de douleur et d'irritation que les premières. Sans admettre avec Chaussier (2), que les douleurs du travail ont leur siége principal dans le col, je suis cependant disposé à croire que plus cette partie de la matrice oppose de résistance aux contractions puerpérales, plus les femmes sont exposées aux convulsions. On voit ainsi pourquoi les primipares et les personnes qui ne deviennent enceintes que dans un âge avancé, y sont si sujettes, comparativement aux autres.

§ III. Après l'accouchement.

La femme, immédiatement après être délivrée, est sous l'influence de modifications non moins importantes que pendant le travail. La déplétion brusque de l'abdomen, change subitement les rapports de tous ses organes. Le sang qui parcourait avec tant de peine le système aortique inférieur s'y précipite à pleins canaux, et avec d'autant plus de liberté que les viscères ne sont pour ainsi dire plus sou-

---

(1) Miquel, Traité des convulsions, p. 94, 95.
(2) Des convulsions des femmes en couche, etc. .15.

tenus par rien. La grossesse et le travail excitent le système encéphalo-rachidien en y refoulant les fluides. La délivrance trouble les fonctions de cet appareil en le privant trop brusquement de son stimulus naturel.

D'ailleurs, le travail puerpéral de la matrice n'est pas fini avec la sortie de l'œuf. Une partie des liquides qui se trouvent combinés avec sa substance, vont rentrer, plus ou moins altérés, dans le torrent circulatoire. Ceux qui s'épanchent à son intérieur et qui s'y décomposent si rapidement, sont dans le même cas. Plus fortement irrité, dans un état plus voisin de la maladie que pendant sa distension, cet organe ne se contracte plus avec la même innocuité. Sa réaction sur les portions de membranes, de placenta, sur les caillots qui peuvent être restés dans sa cavité, se transforment souvent en phénomène morbide qui retentit facilement au loin. Enfin, après le bouleversement amené par la gestation et le travail, l'équilibre, qui tend naturellement à se rétablir, ne peut le faire sans imprimer de nouvelles secousses à la puissance nerveuse.

ART. 2. Causes occasionelles.

On a donné comme cause de convulsions, un air impur, chargé d'odeurs, trop rarement renouvelé ; les chaleurs de l'été, une température artificielle trop élevée, la colère, la tristesse, les chagrins, une nouvelle inattendue, la joie et toutes les émotions vives ; le défaut de sommeil, la fré-

quentation des bals, des spectacles , le travail de
la nuit, l'abus des bains , des boissons chaudes,
du café, du thé, des liqueurs spiritueuses, des mets
épicés ou de haut goût. Un régime succulent, et
tout ce qui augmente l'afflux du sang vers la tête;
le coït, la suppression d'un cautère, d'un écoulement habituel quelconque; l'usage des corsets,
de vêtemens trop serrés, le manque d'exercice, ont été aussi rangés parmi les causes de l'é-
clampsie. On y a joint encore l'habitation des pays
chauds, le sommeil trop long-temps prolongé,
l'oisiveté, l'usage des élixirs, des teintures alcoo-
liques; l'habitude de rester au lit plus qu'il ne convient, les variations athmosphériques, et ces mille
causes banales qui semblent produire tous les
maux, parce qu'elles n'en font naître nécessairement aucun.

Personne ne peut nier que de telles circonstances n'aient quelquefois déterminé l'éclampsie;
mais il est incontestable aussi que cette maladie
survient souvent sans qu'il soit possible d'en donner une raison satisfaisante.

C'est bien gratuitement, il me semble, que de
la Motte (1) et M. C. Baudelocque (2) en accusent
la présence d'un garçon plutôt que celle d'une
fille dans la matrice pendant la grossesse. La vue
d'un épileptique, d'un hystérique (3), n'en de-

---

(1) Traité complet de chirurg.
(2) Thèse, etc. p. 61.
(3) Schultz, etc. ou C. Baudelocque, oper. cit., p. 65.

viendrait cause déterminante qu'à la manière de toute autre émotion vive, ou par l'influence de l'imitation.

§ I. Pendant la grossesse.

Toutes les causes d'avortement peuvent occasioner les convulsions. Il en est de même de l'implantation du placenta sur le col, par les hémorrhagies et l'infiltration qui en résultent souvent. Le molimen menstruel semble en devenir aussi la cause chez certaines femmes. Que ce soit sous l'influence de ce molimen ou de toute autre manière, toujours est-il que, dans les deux derniers mois surtout, l'utérus devient le siége d'un frémissement parfois assez douloureux aux époques des règles, et que cet état est fréquemment accompagné des prodromes de l'éclampsie. C'est un fait que j'ai constaté plusieurs fois, et que Chaussier (1) avait déjà signalé. Baudelocque (2) parle également d'une femme dont les attaques correspondaient toujours à une époque menstruelle.

§ II. Pendant l'accouchement.

Au moment du travail l'éclampsie peut être déterminée par des causes extrêmement variées : par la présence d'un calcul dans la vessie, d'une tumeur dans l'excavation pelvienne ;

---

(1) Des convulsions des femmes enceintes, p. 14.
(2) Gardien, Traité complet des accouch., tome II, p. 404.

par un polype, un cancer de la matrice; par l'occlusion, la coarctation anormale du col. Elle était due à la présence d'un croissant fibro-cartilagineux dans le haut du vagin, chez la malade de M. Dunand (1). La persistance de l'hymen, l'agglutination de la vulve, l'oblitération du vagin, pourraient en faire autant. Il en est de même du volume disproportionné, des positions vicieuses du fœtus et de la matrice, de l'application du forceps et de la version, de toutes les opérations tocologiques. La mort de l'enfant est encore, dit-on, une cause de convulsions; mais une circonstance qui les produit souvent c'est la rupture soit de l'utérus, soit de son col.

§ III. Après l'accouchement.

Lorsque l'accouchement est terminé, les convulsions dépendent quelquefois d'une perte abondante, ainsi que je l'ai vu deux fois. L'inversion de la matrice en est alors une des causes les plus ordinaires. Dans le cas de Mauriceau (2), il y avait une hémorrhagie, et le renversement ne comprenait que le fond de l'organe, qui était déprimé en cul de fiole.

Un accouchement trop brusque peut aussi les faire naître. Rien ne les cause plus souvent que la rétention du placenta ou de quelques-unes de ses portions. (Obs. 20ᵉ.) A cet égard, M. Bouteilloux (3)

---

(1) Thèse, n° 158, Paris, 1813.
(2) Obs. 230. C. Baudelocque, p. 48 Levret, accouch. labor., p. 453.
(3) Thèse, etc , 1816.

va même jusqu'à partager les craintes de la Motte, et croit que la présence de quelque corps étranger dans la cavité utérine en est la cause la plus commune après la délivrance.

Sans nier que la *métrite* ne puisse aussi les amener, je ne crains pas de dire cependant qu'elle n'en est la cause ordinaire ni pendant la grossesse, ni pendant le travail, ni après l'accouchement. Cette maladie se montre avec un autre ordre de symptômes que ceux qui précèdent quelquefois l'apparition des convulsions. Quand on voit l'éclampsie éclater comme la foudre chez une femme robuste et bien portante, il est difficile de croire à une métrite préalable, qui en serait la condition indispensable, selon M. Krimer (1). Les six exemples avec autopsie, que rapporte cet auteur à l'appui de son opinion, déjà émise d'ailleurs par Autenrieth (2), ne doivent donc être accueillis qu'à titre de simple coincidence.

CHAPITRE IV.

Symptômes et marche.

L'accès d'éclampsie est annoncé, chez quelques femmes, par divers signes avant-coureurs, tels que des bouffées de chaleur à la tête, des étourdissemens, du trouble dans les idées, des hallucinations, de la gêne dans les mouvemens,

---

(1) Meissner, de l'Art des accouchem. au 19ᵉ siècle, etc.
(2) Ibid.

des inquiétudes dans les membres, un air d'hébétude, un regard effrayé, de la rougeur à la conjonctive, à la face tout entière, un certain degré de gonflement du cou et du visage, de la céphalalgie, des vertiges, de l'embarras dans la parole, un éclat vif des yeux, de l'irrégularité dans le pouls, de légers mouvemens convulsifs des muscles de la figure, des soubresauts dans les tendons des membres. Une femme, qui en fut prise à la Maternité, fit naître dans l'esprit des élèves, à son entrée, l'idée qu'elle était ivre (1); mais on le voit bien souvent aussi paraître d'une manière brusque et inopinée, et débuter tout-à-coup par les symptômes les plus alarmans.

ART. 1er.—Histoire générale.

Ces préludes ont donc été à tort regardés comme constans par Deleurye (2) et M. Dewees (3). Le mal de tête sur lequel ce dernier auteur insiste tant, et que Puzos et Hamilton (4), ont signalés avant lui, ne s'en est pas moins observé très fréquemment en effet. Une femme, dit-il, qui se mit à crier : « *Ma tête! ma tête!* » fut prise de convulsions et mourut en peu d'heures. Ce que M. Ménard (5) avance de l'apoplexie,

---

(1) C. Baudelocque, thèse, etc., p. 13.
(2) Art des accouchem., etc., p. 136.
(3) Compend. system. of midwif. etc. p. 498.
(4) Ryan, Manual of midwif. p. 518.
(5) Transact. méd. tome IV, p. 241.

doit s'entendre aussi de l'éclampsie. Elle se prépare pendant la grossesse, dit-il, et n'éclate que vers la fin. Une malade, qui avait des douleurs errantes ainsi que de la céphalalgie depuis le sixiène mois, et qui accoucha heureusement, fut prise de convulsions apoplectiques le troisième jour, et mourut le sixième (1).

Denman (2) et d'autres ont attaché beaucoup d'importance à la douleur d'estomac. Les convulsions qui s'annoncent ainsi seraient même pires, d'après lui, que celles qui débutent par le mal de tête. J'ai noté aussi ces deux symptômes chez plusieurs femmes ; mais ils manquaient chez le plus grand nombre. Il est d'ailleurs singulier que Chaussier et Madame La Chapelle, qui observaient dans le même établissement, aient émis chacun une opinion opposée sur la fréquence des signes précurseurs de l'éclampsie. Le premier (3) de ces auteurs veut, en effet, qu'ils existent presque toujours, et le second (4) dit qu'ils manquent souvent.

Quelques femmes éprouvent dans l'hypogastre un poids, une dureté, une sensation douloureuse même, quelques semaines, quelques jours, ou seulement quelques heures avant l'accident. C'est un signe que j'ai rencontré trois fois d'une ma-

____

(1) Transact. méd., t. IV, p. 242.
(2) Introd. à la pratiq. des accouchem. ou Merriman.
(3) Convuls. des femmes en couches., p. 10.
(4) Pratiq. des accouch., etc. tome III, p. 8.

nière bien tranchée, et qui n'a pas suffisamment fixé l'attention. Si on porte la main sur l'utérus, à travers les parois du ventre, on le trouve alors souvent dans une sorte de contraction tonique, resserré et sensible à la moindre pression.

Au surplus, les signes précurseurs de l'éclampsie se rattachent à trois ordres, aux trois genres principaux de causes prédisposantes. Si la femme est sous l'influence d'un de ces états qui précèdent le ramollissement pultacé du cerveau décrit par M. Rostan (1), le ramollissement phlegmasique que M. Lallemand (2) regarde comme si fréquent, ou le travail apoplectique étudié avec tant de soin par M. Rochoux (3), il est tout simple que les convulsions soient annoncées par quelque dérangement vers la tête. S'il existe un embarras, une surchage, une irritation des voies digestives, elles seront nécessairement précédées d'anorexie, de borborygmes ou de douleurs à l'épigastre; enfin, si l'utérus lui-même est malade ou simplement irrité, les phénomènes hystériques préexisteront, et l'éclampsie semblera débuter par le bassin ou l'hypogastre.

Souvent, néanmoins, ainsi que je l'ai déjà dit, la femme tombe subitement sans connaissance, et semble ne se réveiller un instant que pour entrer

---

(1) Recherches sur le ramollissem. du cerveau, in-8°
(2) Rech. anat. pathol. sur l'Encéphale.
(3) Rech. sur l'aploplexie, 1833.

dans la plus violente agitation. Les membres se tordent, se contractent, se fléchissent et s'étendent avec une rapidité, une force étonnante ; le tronc se renverse sur son plan postérieur, comme pour rapprocher l'occiput des talons, qui finissaient par se toucher dans un cas observé par Baudelocque (1). Les mains se portent avec énergie vers la poitrine ou l'épigastre, qu'elles frappent et semblent parfois déchirer avec colère ; les traits de la face se décomposent, se convulsent ; les lèvres, tiraillées en sens divers, se meuvent de la manière la plus bizarre ; les yeux roulent, s'agitent, se renversent dans leurs orbites. Les battemens des carotides, des artères temporales, se voient à travers la peau. Les jugulaires se gonflent, le cou et le visage se tuméfient, se colorent au point de devenir pourpres ; il semble que les yeux vont sortir de la tête ; la bouche se remplit d'eau écumeuse, qu'elle lance quelques fois au loin sur les assistans ; la langue, irrégulièrement agitée, est souvent pincée, et même violemment mordue, par suite des grincemens de dents et des mouvemens spasmodiques des mâchoires. Le diaphragme, par ses contractions précipitées, amène les sanglots, les menaces de suffocation, et chasse hors de la bouche et du nez, les matières qui s'y étaient accumulées. L'estomac et les intestins, la vessie et l'utérus lui-même, quand ils deviennent le siége

---

(1) Art. des accouch., etc., Gardien, t. II, p. 405.

de pareils mouvemens, produisent le vomisse-
ment, l'expulsion involontaire des matières féca-
les, des urines, et parfois celle de l'œuf, avec une
promptitude extrême. Enfin, on dirait, dans certains cas, que tous les viscères participent aux
mouvemens désordonnés des membres. D'autres
fois, la face et le reste du corps passent, pour
ainsi dire avec la rapidité de l'éclair, de cet état
d'agitation et de vive coloration, au calme le plus
absolu et tombent dans une pâleur mortelle. A
la fin, et plus ou moins promptement, la congestion cérébrale amène le coma qui succède en général aux syncopes et à la perte de connaissance.

La durée de l'accès n'est pas moins variable
que son intensité. Elle est, dans quelques cas,
de cinq, de dix minutes, d'un quart d'heure seu
lement, tandis que, dans d'autres, elle est d'une
demi-heure ou même d'une heure. Avant que la
connaissance ne revienne, elle peut être aussi d'une
demi-journée, et même de 24 heures. Si le coma
ne survient pas, la perte de connaissance peut se
prolonger au delà de plusieurs jours, et se terminer néanmoins par le rétablissement complet et
prompt de la santé. (Obs. 22).

Le plus souvent les accès sont multiples ; celui
qui doit suivre est assez souvent indiqué, disent
Croft et M. Merriman (1) par une lenteur très

____

(1) Synops. on difficult parturit., p. 147.

9

prononcée du pouls. J'ai constaté comme eux l'existence de ce phénomène remarquable.

Un clignotement rapide des paupières, des mouvemens répétés de la mâchoire inférieure, l'injection du visage, des inflexions et des extensions de la tête, puis la contorsion des membres reviennent bientôt, et sont suivis d'un état de torpeur en général plus long que la première fois, et qui disparaît néanmoins soit définitivement, soit pour faire place à un nouvel accès; on voit aussi cet accès revêtir tous les caractères de l'apoplexie et déterminer la mort.

Il arrive encore que certaines fonctions restent perverties après sa disparition. Tantôt c'est la vision ou l'audition, ou l'olfaction, ou quelques-unes des facultés intellectuelles qui ont subi les plus graves atteintes; tantôt ce sont des déchirures internes, des épanchemens particuliers qui éloignent l'organisme de son état normal. M. Burns (1) parle, d'après Finney (2), d'une malade qui s'était ainsi luxé la mâchoire.

Quand la femme revient à elle, fatiguée, abattue, les membres brisés comme après un long et violent exercice, étonnée de l'état où elle se trouve, elle ignore quelquefois tout ce qui vient de se passer, a de la peine à croire tout ce qu'on lui raconte, n'a nulle notion des mouvemens extraordinaires exécutés par toutes les parties de

---

(1) Principl. of midwifery, p. 482.
(2) Med. Comment. vol. IX, p. 380.

son corps, des cris violents qu'elle a proférés. On
en cite même qui sont accouchées sans s'en aper-
cevoir, qui, après l'accès, ne pouvaient comprendre qu'elles fussent réellement délivrées.

Des taches noires, de véritables contusions,
des douleurs plus ou moins vives, se manifestent
graduellement sur toutes les parties qui ont été
frappées avec une certaine force.

ART. 2.—Variétés.

L'éclampsie néanmoins ne se montre pas toujours avec l'ensemble des symptômes qui viennent
d'être énumérés. De là même les différentes variétés qu'on a voulu en établir.

§ Ier. Variété hystérique.

La forme hystérique de l'éclampsie commence le
plus souvent par des sanglots, un sentiment de con-
striction à la gorge et des mouvemens tumultueux
de déglutition. La malade se roidit dans le sens de
l'extension, puis se roule par le côté comme pour
sortir de son lit. Renversée sur le plan dorsal, elle
porte avec force les mains sur le devant de la poitrine et du cou, comme pour en ôter quelque
chose; les traits du visage ne se décomposent que
faiblement. L'accès est habituellement de courte
durée; il se termine souvent par des pleurs abon-
dans, par des cris plaintifs et par l'expuition
d'une certaine quantité de salive écumeuse et

pâle (obs. 23). La connaissance et les fonctions se rétablissent immédiatement après (obs. 24). Dans le cas contraire, la femme reste immobile, ne parle, ne voit, ni n'entend; mais il n'y a ni coma, ni sterteur, ni assoupissement (obs. 22). La face est naturelle, le pouls et la respiration sont parfaitement calmes; ils offrent seulement une certaine lenteur. Quelquefois cependant il semble, comme le dit M. Ryan (1), que ce soit une syncope prolongée; et pendant l'accès la figure est pâle plutôt qu'injectée. A ce caractère il faut ajouter, avec M. Burns (2), que les convulsions hystériques ne s'accompagnent point en général d'écume à la bouche, pendant l'attaque, que la boule pelvi-trachélienne se fait ordinairement remarquer, et qu'on ne les observe guère que dans les quatre premiers mois. Notons enfin que pendant la grossesse, elles empêchent rarement l'accouchement de se terminer seul (3).

§ II. Variété tétanique.

Les mouvemens peuvent ne comprendre qu'une partie du corps, comme dans la chorée, ainsi qu'on en voit un exemple dans le journal de Parme (4), et revenir par accès sous le même type sans être suivis de perte de connaissance.

---

(1) Compend. of Gynœco'. 1831, p. 435.
(2) Principl. of midwif. p. 238.
(3) Ibid. p. 481.
(4) 1764, ou Miquel, p. 45.

D'autres fois, ils sont précédés et suivis d'une roideur telle qu'on peut les comparer à ceux qui constituent certaines variétés du tétanos, ainsi que le prouvent une des observations de M. Capuron (1), et celle que je dois à l'obligeance de M. H. Larrey (obs. 21). Cette raideur toutefois ne comprend presque jamais la totalité du corps. Elle occupe tantôt une partie, tantôt une autre, et commence plus souvent par les membres que par la mâchoire. Il y a des momens de relâche. Pendant sa durée, les malades sont ordinairement sans connaissance et n'éprouvent rien de ce qui fait le supplice des tétaniques ; c'est dans un état de ce genre, et non dans le tétanos véritable, que tombent ces femmes dont parle Gardien (2).

§ III. Variété épileptique.

La forme épileptique de l'éclampsie est la plus fréquente. C'est à elle que se rapportent presque tous les symptômes que j'ai énumérés plus haut. Les caractères hystériques, choréiques ou tétaniques, peuvent en constituer le début, ou l'accompagner; mais elle offre de plus le gonflement du cou et de la face, la congestion cérébrale, l'écume de la bouche, avec le mouvement désordonné de la langue et de la mâchoire. Après l'accès, la figure pâlit sans se dégonfler entièrement. Si la femme reste sur le côté, ses lèvres cèdent quelquefois à leur pro-

______

(1) Maladies des femmes, p. 459.

(2) Traité complet des accouch., t. 2, p. 402.

pre poids, et s'inclinent à la manière d'un corps inerte. La salive coule, et tombe de la même façon. La respiration cependant peut être calme, et non bruyante. Il y a de la torpeur de l'engourdissement cérébral, mais non du coma, ni même de l'assoupissement. Si l'on cherche à retirer la malade de cet état, elle ouvre parfois les yeux, fait quelques réponses, quelques-uns des mouvemens qu'on lui demande, et semble bientôt se rendormir, en ayant l'air de dire avec insouciance ou dédain qu'on l'ennuie. Cet embarras peut durer plusieurs heures, et ne cesser qu'à l'apparition d'un nouvel accès, comme il peut aussi faire place à un intervalle lucide presque parfait. L'épilepsie proprement dite n'en diffère pas moins notablement, non pas seulement comme le dit M. Burns (1), parce qu'elle dépend d'une lésion organique du cerveau, tandis que l'éclampsie résulte d'une irritation sympathique, ni parce que, selon Sauvages (2), l'une est périodique et l'autre non, mais bien parce que ses premiers accès sont presque toujours faibles, de courte durée, et très éloignés, parce que l'agitation est moins générale, les convulsions moins multipliées, moins variées, parce que; quelle que soit la violence de l'accès, il permet au malade de reprendre ses habitudes immédiatement après, parce que s'il laisse des

---

(1) Principl. of midwif. pag. 485.
(2) Burns. Oper. Citat., p. 485.

traces pendant quelques minutes, c'est du coma plutôt que de la simple torpeur.

§ IV. Variété apoplectique.

Dans l'éclampsie apoplectique, la congestion céphalique est plus forte ; les mouvemens convulsifs, quoique violens, paraissent plus embarrassés; la torpeur, la perte de connaissance, précèdent assez souvent l'attaque. La malade se trouve d'abord dans une sorte de léthargie. Après l'accès, la respiration reste bruyante, plus ou moins stertoreuse ; il survient un véritable coma. La perte de connaissance est entière et permanente. Si on soulève les paupières, elles se referment lentement, et sans que la volonté de la femme paraisse y concourir. La matrice semble être plus engourdie que dans les autres espèces; aussi l'enfant est-il rarement expulsé pendant les accès, et doit-on regarder avec M. Burns (1) l'exemple contraire que rapporte Wilson (2) comme une exception rare. Je donnerai comme exemple de cette forme l'observation de Maygrier (3) et celle que j'ai recueillie avec M. Ribail. (Obs. 10.). On ne l'observe guère qu'au moment du travail, dans le deuxième temps surtout, et après la délivrance, bien que M. Burns (4) l'ait rencontrée dès le début et que

---

(1) Principl. of midwif. p. 237.
(2) Med. facts. etc., vol. V, p. 36.
(3) Journal des Connaissances méd. tome 1ᵉʳ, p. 44.
(4) Principl. of midwif. etc., p. 489.

MM. Arnaud Morilhon (1) et A. Ménard (2) la regardent comme possible à six mois de grossesse, et vers le terme. L'apoplexie s'en distingue au reste suffisamment par l'absence des convulsions et l'état de paralysie où se trouvent les malades lorsqu'ils reprennent connaissance.

CHAPITRE V.

Terminaison et pronostic.

ART. 1er.—Terminaisons.

L'éclampsie se termine par le rétablissement de la santé, par la mort, ou en faisant naître une autre maladie.

§ Ier. Retour à la santé.

Quand la guérison doit survenir, les accès s'éloignent de plus en plus; s'ils se rapprochent, c'est en se prolongeant de moins en moins. L'assoupissement, la torpeur, le coma se dissipent par degrés, et la femme semble sortir d'un long rêve.

§ II. Progrès et mort.

Si la tête s'embarrasse de plus en plus, au contraire, si les attaques augmentent d'intensité en

---

(1) Transact. méd. tome V, p. 162.
(2) Ibid. tome IV, p. 241.

se prolongeant, si les symptômes comateux l'emportent sur les phénomènes convulsifs, la mort est à craindre. Elle arrive d'ailleurs après une durée fort variable. Denman (1) cite une femme qui mourut au bout de 35 minutes. Celle de M. Schedel (2) n'a pas survécu 12 heures. Celle de Hamilton (3) fut prise à 9 heures du soir, et succomba à 10 heures le lendemain matin, quoiqu'elle ne fût enceinte que de 8 mois. Chaussier (4) en a vu périr une en 21 heures. Une des malades de M. Dewees (5) ne résista que peu d'heures, et celle de M. Shaw (6) mourut en 34 heures, bien qu'elle eût perdu 82 onces de sang : mais alors il est probable qu'un épanchement s'est opéré dans le cerveau, ou qu'il s'est fait quelque déchirure.

Il est bon de remarquer en effet que l'éclampsie a plusieurs fois produit la rupture de l'utérus, ainsi que Malacarne (7) en relate un exemple, et que Hamilton (8) en a fait connaître un autre. M. Deneux (9) semble même admettre que

---

(1) Introduct. à la pratiq. tome II, p. 432.
(2) Archiv. génér. tome XVI, p. 497.
(3) Littér. méd. Etrang. mars 1806, C. Baudelocque, p. 59.
(4) Des Convulsions, etc. , p. 8
(5) Compend. of midwif. etc., p. 498.
(6) Ibid. p. 501.
(7) Journal général, tome LIX, p. 90, 91, Miquel, p. 117
(8) Maladies des femmes, p. 150, C. Baudelocque, p. 54.
(9) Miquel, oper. citat. p. 108.

la plupart des déchirures de matrice dépendent
d'une convulsion partielle de cet organe. Cette
dernière terminaison ne peut avoir lieu, bien entendu, que pendant la grossesse, tandis que la terminaison apoplectique se remarque aussi, assez
souvent même après le travail. C'est ainsi sans doute
que la mort eut lieu chez cette femme dont parle
M. C. Baudelocque (1), et qui, accouchée depuis
six semaines, fut prise de convulsions le soir et
mourut tout-à-coup dans la nuit. Du reste, j'ai
trouvé, comme Deleurye, qui en fait alors une
apoplexie laiteuse (2), et Miquel, que l'éclampsie
se termine moins souvent d'une manière fâcheuse
après qu'avant l'accouchement, bien qu'Astruc 4)
et Tissot (5) aient prétendu le contraire.

Les maladies qui en sont la suite, se conçoi-
vent par la nature même des symptômes. L'hémorrhagie cérébrale est sans contredit la plus
redoutable. C'est là ce qui justifie jusqu'à un certain point M. Menière (6), M. Leloutre (7) et
M. Larcher (8) de l'avoir en quelque sorte con-
fondue avec l'apoplexie.

---

(1) Thèse, etc., p. 60.
(2) Art des Accouch., p. 358-365.
(3) Traité des Convulsions, etc. p. 136.
(4) Lachapelle, oper. Citat. t. 3.
(5) Boutcilloux, Thèse, 1816.
(6) Archiv. générales de méd. tome XVI, P. 494.
(7) Thèse, n° 9, Paris, 1826.
(8) Archiv. génére'

Le *raptus* violent qui se fait à chaque accès vers la tête permet de pressentir en outre que la substance cérébrale en sera plus ou moins ébranlée : aussi l'éclampsie est-elle quelquefois le point de départ de lésions qui conduisent à la manie (obs. 18), au ramollissement du cerveau, à diverses sortes de paralysies (obs. 13). Une des femmes traitées par M. Merriman (1) devint folle, et mourut quelques semaines après dans de nouvelles attaques. De la Motte (2) en cite une qui resta paralysée des membres. C'étaient seulement les muscles de la langue chez une des malades de Mauriceau (3). Dans un autre cas (4), il en résulta une simple amaurose. Amand (5) parle d'une accouchée qui se rétablit ainsi avec perte de la mémoire. Quelques-unes conservent une céphalalgie presque continuelle (obs. 19).

L'accumulation des fluides au sein des viscères, et les pressions brusques et inégales que leur font subir les mouvemens convulsifs, exposent en même temps les malades à nombre de congestions et de phlegmasies. Mme. Lachapelle (6) dit que beaucoup de femmes affectées d'éclampsie finis-

(1) Oper. citat. p. 147.
(2) Traité complet des accouch. p. 382.
(3) Maladies des femmes grosses, obs. 581.
(4) Journal général, tome III, p. 489.
(5) Nouv. observ. sur les accouch. obs. 76, p. 249.
(6) Pratique des accouch. tome III, p. 31.

sent par mourir de péritonite, et M. Ciniselli (1) vient de publier un fait à l'appui de cette assertion.

Une grosse fille, dont je parlerai plus tard, (obs. 24), et qui, sans être enceinte, éprouva plusieurs attaques violentes de convulsions éclamptiques, resta complètement paraplégique, à la suite d'un de ses accès. La malade que j'ai vue avec M. le baron Larrey (obs. 15), conserva un engourdissement voisin de la paralysie dans l'une des jambes, pendant six semaines.

Il est possible encore que des inflammations surviennent au bout de quelques jours par suite de la médication employée. La dame dont je viens de parler en a offert la preuve. Elle fut prise le deuxième jour de sa convalescence, d'un violent érysipèle sur toute l'étendue de la jambe, parce qu'on y avait appliqué des sinapismes qui n'avaient produit d'abord aucun effet. Désormaux (2) raconte un cas à peu près pareil. La peau ne commença à rougir que le troisième jour de la suppression des cataplasmes rubéfians. C'est une circonstance qui doit se rencontrer assez souvent et qui mérite de fixer l'attention. Je ne sais s'il ne pourrait pas en être de même à l'intérieur, si les membranes muqueuses, à peine irritées pendant les accès par les substances médicamenteuses ingérées, ne sont pas sujettes à devenir aussi le siége

(1) Annal. univers. de méd. vol. LXIX, p. 471.
(2) Dictionn. de méd. , t. VII, p. 192.

d'une réaction inflammatoire quand l'orage est calmé.

ART. 2.—Pronostic.

Le pronostic de l'éclampsie est en général défavorable, et pour la mère et pour l'enfant.

§ Ier Du côté de la mère.

De l'aveu de la sage-femme en chef de la Maternité (1), malgré le traitement le plus rationel et le mieux entendu, la mort a lieu dans près de la moitié des cas. Lauverjat (2) prétend que la duchesse de Beaufort en mourut. Hunter et Lowder (3) disent qu'il en meurt plus de la moitié, et M. Dubois (4) la croit plus dangereuse que l'hémorrhagie. A en croire Parr (5), on perd six ou sept femmes sur dix. Jacob (6) prétend même qu'elles meurent toutes. M. Ryan (7) ne parle que d'un tiers. Un coup d'œil sur le tableau prouvera que ces propositions ne sont pas toutes exagérées. Cependant je ne crois pas, comme madame Lachapelle (8), qu'abandonnée à elle-même, l'éclampsie soit constamment mortelle.

Moins grave, toutes choses égales d'ailleurs, pendant qu'avant le travail, elle l'est d'autant moins que la parturition se trouve plus avancée

---

(1) Pratique des accouch. tome III, p. 18.
(2) Nouv. méth. de prat. l'opér. césar. p. 84.
(3) Merriman, synops. etc., p. 138.
(4) Miquel, oper. citat. p. 66.
(5) Med. Dict. etc., Merriman, oper. citat.
(6) École prat. des accouch. etc., et Merriman, oper. citat.
(7) Manual of midwif. p. 519.
(8) Oper. citat. Tome III, p. 18.

au moment du premier accès. Comme la déplétion de l'utérus est souvent le seul moyen de faire
cesser les accidens, il est évident que le danger
des convulsions sera, sous ce rapport, en raison
directe des dangers et des difficultés attachés à
cette déplétion. Si le col utérin et la tête du fœtus, par exemple, sont disposés de telle sorte qu'il
soit facile d'extraire l'enfant, la maladie sera bien
moins inquiétante que si l'orifice était encore dur
et non effacé. C'est ce dernier état qui en fait la
gravité dans les trois derniers mois de la grossesse,
lorsque rien n'annonce les préparatifs de l'accouchement. Quelques femmes en guérissent cependant alors, et accouchent ensuite d'enfans vivans
et à terme. MM. Gasc et Landré-Beauvais (1) en ont
fait connaître chacun un exemple concluant. On
en trouve un autre dans le mémoire de M. Ciniselli (2). La femme, âgée de 17 ans, dans les convulsions depuis un mois, n'en accoucha pas moins
d'un fœtus qui a continué de vivre, tandis qu'elle a
succombé, elle, après la cessation de l'éclampsie, à
une violente métro-péritonite. Alors les accès ne
sont ni très violens ni très rapprochés. Autrement
il faut que l'utérus se vide ou que la femme succombe. Si la femme peut aller jusqu'à terme, il
est possible cependant, ainsi que Leyret (3) et Lauverjat (4) en font la remarque et que je l'ai vu

---

(1) C. Baudelocque. Thèse, p. 75, 76.
(2) Annal. univ. di med. Vol. LXIX, p. 468,
(3) Art des Accouch. 3ᵉ édit., p. 463.
(4) Nouv. méth. de pratiq. l'opér. César. p. 96.

aussi (obs. 8), qu'elle entre franchement en travail, au point de voir disparaître tous les accidens.

Pendant le travail, l'éclampsie se termine quelquefois par une expulsion brusque de l'enfant. Gardien (1) cite un cas où l'accouchement se fit en trois douleurs. Je ferai même remarquer avec Chaussier (2) que l'utérus reste alors dans une contraction presque permanente, et que cette contraction redouble à chaque accès; de façon que les convulsions agissent, pour ainsi dire, à la manière du seigle ergoté. Je me hâte d'ajouter toutefois que les convulsions qui semblent partir de l'utérus sont seules dans ce cas.

Celles qui se manifestent chez les femmes hystériques, épileptiques ou d'une grande susceptibilité nerveuse, ou qui se rapprochent le plus de ces deux affections par leurs formes; celles dont les accès sont courts, ou séparés par des intervalles bien tranchés de calme et le rétablissement de toutes les fonctions, sont moins redoutables que celles qui n'ont aucune analogie avec l'état nerveux antérieur de la femme, qui surviennent chez les personnes sanguines, pléthoriques, ou dont tous les organes sont surchargés de sérosités. Les convulsions qui sont accompagnées de phénomènes apoplectiques, de coma, de sterteur ou de perte en-

____

(1) Traité complet des accouch., t 2, p. 406.
(2) Des Convulsions, etc. p. 14.

tière de connaissance dans l'intervalle des accès, sont extrêmement graves. Il en est de même de celles encore qui ne sont que le symptôme d'une maladie organique plus ou moins ancienne du cerveau, du poumon, du cœur ou de quelque autre organe important, et que la grossesse a plus ou moins fortement aggravée.

§ II. Du côté de l'enfant.

L'enfant court encore plus de danger que la mère. D'abord il meurt souvent au milieu des mouvemens extraordinaires qui caractérisent chaque accès. Ensuite toutes les fois que l'avortement arrive, sa vie ne peut se maintenir. Il en est ordinairemnt de même lorsque l'accouchement prématuré ne peut être évité. Dans les accouchemens forcés, même à terme, le fœtus succombe aussi fréquemment. Néanmoins, il n'est pas exact de dire avec Deleurye (1), Boer (2) et Désormaux (3) que les convulsions graves des femmes enceintes entraînent presque toujours la perte de l'enfant. Trois ou quatre accès ne suffisent pas pour le tuer, comme le croit Lemoine (4). Il vient ordinairement mort pendant la grossesse, ainsi que le dit M. Dugès (5), mais cela tient à ce qu'il ne

---

(1) Art des accouch p. 261 à 264.
(2) Merriman, Synops. etc. p. 142.
(3) Dict. de méd. tome VII, p. 295.
(4) Barton, trad. franç., p. 401.
(5) Dict. de méd. et de chir. prat. tome VI, p. 543.

peut sortir alors, ou être extrait, que long-temps
après l'apparition du mal. Pendant le travail on le
sauve assez souvent au contraire, parce qu'il est
parfois expulsé spontanément sans trop de difficultés, et parce qu'on peut l'amener avec le forceps ou par la version avant qu'il n'ait cessé de
vivre. Il peut vivre, dit M. Ménard (1), si la délivrance est prompte; autrement il meurt. Je ne
crois pas du reste, que sa mort, en pareil cas, soit
aussi souvent que M. C. Baudelocque (2) paraît
le croire, le résultat des efforts qu'on fait pour
l'extraire.

CHAPITRE VI.

Anatomie pathologique.

Après la mort, l'examen des cadavres est loin
de donner toujours une explication satisfaisante de
la gravité des symptômes. Une petite quantité de
sérosité dans les ventricules du cerveau; les veines
et les sinus encéphaliques plus ou moins engorgés; les méninges et la substance cérébrale un peu
rouges ou dans l'état naturel; quelquefois des
traces évidentes de congestions, un léger épanchement sanguin; plus souvent aucune lésion
appréciable, voilà tout ce que M. Merriman (3)
dit avoir rencontré dans le crâne. Les autres cavités splanchniques n'ont jamais offert non plus,

---

(1) Trans. méd., t. IV, p. 240.
(2) Thèse, etc., p. 85.
(3) Synops. of diff. parturit. p. 147.

dé lésion constante. Le cœur flasque, presque vidé, les poumons engoués ou pâles; quelques onces de sérosité citrine ou rougeâtre dans les membranes séreuses, sont les altérations principales que Denman (1) a signalées. Cependant après la délivrance, l'abdomen lui a, dit-il, offert des traces variées de phlegmasies. Hewson (2), Hooper (3), Ley (4) ont néanmoins rencontré chacun un exemple d'épanchement assez considérable dans le crâne de femmes mortes de convulsions.

M. Bouteilloux (5), qui rapporte plusieurs exemples d'autopsies, dit n'avoir rencontré non plus aucune altération manifeste. M. Cruveilhier (6), dont on ne récusera pas le témoignage en pareille matière, affirme que dans un cas, les vaisseaux n'étaient pas même engorgés. Mad. La Chapelle (7) tient le même langage; elle annonce formellement que si l'apoplexie ne s'y est pas jointe, les altérations organiques ne sont point en rapport avec l'intensité des accidens. Un peu de sérosité dans les ventricules, un engorgement douteux des vaisseaux sanguins, forment ce qu'elle a rencontré de plus constant. On voit dans sa deuxième observation (8) que de la sérosité

---

(1) Introd. à la pratiq., etc., tome II, p. 421, 422.
(2) Ibid., p. 422.
(3) Merriman, opere. citat., p. 147.
(4) Ibid.
(5) Thèse, n° 155, Paris, 1816.
(6) Distribut. des prix à la Maternité, 1831, p. 51.
(7) Oper. citat. tome III, p. 23.
(8) Ibid., p. 40.

s'était épanchée dans les ventricules cérébraux,
dans les plèvres et le péricarde tout à la fois:
mais ceci semble être l'effet bien plutôt que la
cause réelle de la maladie.

M. C. Baudelocque (1) remarque également
que l'éclampsie ne laisse souvent aucune lésion
appréciable sur le cadavre, que le tout se réduit
à un engorgement sanguin, à de la sérosité dans
les ventricules, à quelques lésions organiques
préexistantes, et qu'on est obligé de rechercher
la cause du mal dans un état nerveux indéfinis-
sable. M. Ciniselli (2) dit positivement aussi qu'on
ne trouva rien de particulier dans le rachis ni
dans le crâne de la malade qu'il a observée.

Ce n'est pas cependant, comme on l'a déjà vu,
qu'il ne se rencontre jamais de sang épanché dans
le cerveau. Aux exemples que j'en ai relatés plus
haut, il serait aisé d'en ajouter un certain nombre
d'autres. Chez une femme qui mourut de convulsions pendant le travail, Targioni (3) trouva le
ventricule gauche plein de sang. Marchais (4) en
a ouvert une qui était morte quinze jours après
la délivrance; un caillot du volume d'une noisette, existait près du rocher, dans l'hémisphère
droit de l'encéphale, et la substance cérébrale

___

(1) Thèse citée, p. 65.
(2) Annal. univ. di med. vol. LXIX, p. 472.
(3) Morgagni, de Sedibus et causis morb., etc., Epist. 2, § 8.
(4) C. Baudelocque, Oper. cit, tome III, p. 17.

était ramollie autour. Le ventricule droit était aussi rempli par un caillot de sang noir chez le sujet de la première observation de madame Lachapelle (1). Il en était de même dans celle de M. Leloutre (2) et dans celle de M. Schedel (3). La couche optique et le corps strié étaient comme lardés de petits caillots, chez l'un des sujets dont parle M. Menière (4). Enfin il y avait un épanchement énorme dans les ventricules du sujet dont M. Pinel Grandchamp m'a communiqué l'observation (*observ.* 12). Je ne puis omettre d'ajouter néanmoins que toutes ses observations se rapportent à des cas d'apoplexie précédée ou compliquée d'éclampsie, et non aux convulsions puerpérales proprement dites.

L'altération spéciale de la dure-mère signalée par Baudelocque (5), qui n'en parle que d'après un seul fait, n'est et ne peut être d'aucune importance; en sorte que l'anatomie pathologique n'apprend véritablement rien sur la nature de l'éclampsie. La moelle n'a pas été assez souvent examinée en pareil cas, pour qu'on sache au juste si elle ne serait pas par hasard le siége du mal, comme semblent le supposer M. Powell (6) qui at-

---

(1) Pratiq. des accouch., t. III, p. 57.
(2) Thèse. n° 9, Paris, 1826, p. 12.
(3) Archiv. génér. de méd. tome XVI, p. 497.
(4) Arch. gén. de méd. tome XVI, p. 494.
(5) C. Baudelocque, Thèse, 1822, p. 77.
(6) Burns, principl. of midwif. p. 484.

(85)

tribue l'éclampsie à un transport d'action de la
matrice sur les centres nerveux, et M. Burns (1)
qui croit que l'irritation se transmet de l'utérus
au cordon rachidien par l'intermède des nerfs
hypogastriques. Les faibles lésions signalées par
les auteurs, dans les cavités thoracique et abdominale, me paraissent si insignifiantes, que
je ne crois pas même devoir en discuter la valeur.
J'ai déjà dit d'ailleurs ce qu'on doit penser des
traces de métrite qu'Autenrieth et Krimer (2)
prétendent avoir observées.

CHAPITRE VII.

Traitement.

Une maladie qui se présente sous des formes
si diverses, et à des dégrés si variés, ne peut être
guérie par une médication toujours semblable.
Il n'est donc pas étonnant que tant de remèdes
aient été tentés pour la combattre. Il est peu de
substances parmi les antispasmodiqnes, les calmans, les narcotiques, les révulsifs et les antiphlogistiques qui n'aient eu leur vogue.

Désirant metre un peu d'ordre dans cette matière, je vais d'abord examiner ceux de ces

____

(1) Principles of midwifery, etc., p. 484.
(2) Meissner. Progrès de l'art des accouch. au 19° siècle.

moyens qui s'appliquent ou peuvent s'appliquer presqu'indistinctement à toutes les phases de la fonction reproductive où la femme peut être prise de convulsions; je dirai ensuite un mot de ceux que réclament plus particulièrement, soit la grossesse, soit le travail, soit la délivrance. Enfin je terminerai par un résumé purement pratique.

ART. Ier. — Traitement général.

§ Ier. — Antispasmodiques.

Parmi les moyens antispasmodiques employés contre l'éclampsie, se trouvent en première ligne, l'éther, la liqueur d'Hoffmann, l'ammoniaque, l'assa fœtida, l'huile de castor, le camphre. L'efficacité des antispasmodiques en pareil cas est si peu démontrée, cependant, que plusieurs observateurs modernes ont cru devoir les rejeter comme inutiles, sinon comme nuisibles. Lemoine (1) les regarde comme inutiles, et Mme Lachapelle (2), les proscrit formellement. M. Dugès (3) ne les adopte qu'à titre de moyens préventifs, et Désormaux (4) ne leur accorde non plus aucune confiance. Gardien (5) prétend néanmoins avoir beaucoup à se louer de pilules composées de nitre, de camphre et d'assa fœtida. La cause de cette divergence tient probablement ici, comme pour

---

(1) Burton, traduct. franç., p. 402.
(2) Oper. citat. tome III, p. 27.
(3) Dict. de méd. et de chir. prat. tome VI, p. 545.
(4) Dict. de méd. t. VII , p. 295.
(5) C. Baudelocque, Thèse, p. 50.

toutes les autres médications que nous aurons à examiner, à ce que, en prescrivant les remèdes, on n'a pas toujours fait attention à la spécialité des indications.

Si rien ne prouve que les antispasmodiques puissent être véritablement utiles dans l'éclampsie épileptique, ni dans l'éclampsie apoplectique, il n'en est pas de même pour les convulsions hystériques. Dans cette forme de la maladie, en effet, il me paraît démontré que les substances indiquées ci-dessus sont de quelque avantage. Je les ai assez souvent essayées pour ne pas hésiter à en recommander l'emploi. Il est vrai cependant que seules elles suffisent rarement, qu'elles modèrent ou préviennent plutôt qu'elles ne guérissent les accès un peu intenses, et qu'au total il ne faudrait pas trop compter sur leur efficacité, même dans les convulsions partielles. J'ajouterai encore que l'éther et l'ammoniaque, surtout, sont assez irritans, pour n'être pas sans danger chez beaucoup de malades. Il en est à peu près de même du camphre à haute dose que M. Berndt(1) vante si fortement dans la manie puerpérale, dans lequel Hamilton (2) avait une si grande confiance, et que je ne voudrais guère donner qu'en lavement. Quant à l'huile de castor, tant usitée par les praticiens anglais (3), à la valériane, à l'assa fœtida, au nitre, à l'ambre gris, seul remède

---

(1) Journal des Progrès, etc., tome XVI.
(2) Burns, principl. of midwif. p. 489.
(3) Ryan, manual of midwif., p. 435.

employé dans le cas cité par Viardel (1), ils exposent à moins d'inconvéniens, mais ils n'ont, en retour, qu'une faible action sur la marche de l'éclampsie.

§ II. Narcotiques.

1°. *Opiacés.* — Au premier abord, il semble que nulle substance ne convienne mieux que l'opium à l'éclampsie ; cependant, il n'en est aucune dont les avantages aient été plus contestés en pareil cas. Petit (2) lui reprochait déjà de tuer la mère et l'enfant. Hamilton (3), qui s'est tant élevé contre son emploi, soutient que toutes les femmes qui en prennent au début meurent (4). M. Burns (5) le croit aussi plus dangereux qu'utile. M. Merriman (6), qui ne s'en est jamais servi dans le principe de l'éclampsie, dit que, s'il est utile, ce n'est pas dans les convulsions puerpérales épileptiques. Madame Lachapelle (7) en proscrit aussi l'usage. Enfin, M. Dugès (8) n'ose le conseiller qu'à titre de moyen préventif.

a. Par la bouche. — Bland (9), au contraire,

---

(1) Observat sur les accouch., p. 182.
(2) Burns, principl. of midwif. p. 489.
(3) Annals of medec. vol. V, p. 340.
(4) Merriman, synop. etc., p. 141.
(5) Oper. citat. p. 487.
(6) Oper, citat. p. 141.
(7) Oper. citat. tome III, p. 27.
(8) Dict. de Méd. et de chirurg. prat. tome 6, p. 545.
(9) Obs. on partur. 1794, p. 138, 139.

vante les préparations thébaïques comme un remède héroïque, et ne voit rien qui puisse leur être
préféré. Il a fait cesser immédiatement les convulsions hystériques (1), entr'autres à l'aide d'un
clystère contenant 40 gouttes de laudanum. Dans
l'éclampsie apoplectique (2), il commence par
vider les intestins au moyen d'un lavement irri-
tant ; puis il passe immédiatement à l'opium, que
la malade prend à la dose d'un grain toutes les
deux ou trois heures. On est évidemment tombé
dans l'exagération de part et d'autre, au sujet de
l'opium. Le raisonnement et l'analogie, plutôt
que l'expérience, en ont d'abord indiqué l'emploi.
Sa réputation de favoriser les congestions sanguines vers la tête, a porté ses antagonistes à le rejeter
ensuite du traitement d'une maladie que caracté-
rise souvent une violente congestion cérébrale. En
résumé donc, il ne mérite ni tout le bien, ni tout
le mal qu'on en a dit ; c'est un accessoire à ne pas
négliger, quand il n'y a ni sterteur, ni accidens
soporeux.

L'éclampsie hystérique et toutes les convulsions
qui trouvent leur origine dans le spasme, la distension ou l'irritation de la matrice, m'ont généralement paru en être améliorées, dans les cas où
la déplétion sanguine avait été opérée ou n'était
pas indiquée. Dans l'éclampsie apoplectique ou
épileptique, au contraire, je ne lui ai vu produire

---

(1) Bland, oper. citat. p. 138.
(2) Ibidem. p. 139.

aucuns bons effets, et je crois qu'il pourrait être dangereux, si on l'administrait avant d'avoir désempli le système vasculaire chez les femmes pléthoriques ou infiltrées. Je ne puis trop me louer à cette occasion des préparations de morphine, de l'acétate en poudre surtout, donné à la dose d'un quart de grain ou d'un demi-grain toutes les 2 ou 3 heures dans une cuillerée d'eau froide. Elles favorisent évidemment moins les congestions et agissent avec tout autant d'efficacité, comme calmant, que l'extrait ou les teintures d'opium proprement dit.

b. En pommade. On ne s'est pas borné à prescrire l'opium à l'intérieur, soit par la bouche, soit en lavement, on s'en est encore servi sous forme de topique pendant le travail, et après la délivrance. Osiander et M. Schweighaeuser (1) entr'autres en ont fait une pommade qu'ils portent sur le col utérin pendant le travail, en même temps que, de son côté, Girard (2) de Lyon ne craignait pas d'injecter une décoction émolliente chargée de laudanum (℥ j p. tt. ij) dans la cavité utérine après la délivrance.

La première de ces méthodes n'est pas sans valeur chez les femmes primipares, dont l'orifice, vivement irrité, ne se dilate qu'avec peine, et dans les convulsions partielles de la matrice ; mais je

---

(1) Archives de l'art des accouch. tom. Ier, p. 178.

(2) Journ. Génér., t. 48, p. 180.—Miquel, p. 133.

ne vois pas que dans les convulsions générales, elle puisse avoir une grande puissance.

c. en injection. La deuxième ne devrait être essayée qu'avec une grande réserve. Après la sortie de l'enfant, le laudanum déposé dans la matrice pourrait être absorbé avec trop de rapidité, et compromettre ainsi la vie de la femme. D'ailleurs on n'a rien dit de concluant à ce sujet, et nous retrouvons ici les mêmes objections que lorsqu'il s'agit de donner l'opium à l'intérieur.

2° *Belladone.* — Quelques solanées, la jusquiame et la belladone particulièrement, ont été aussi proposées contre les convulsions puerpérales. Evers (1), qui la donnait à l'intérieur, parle de deux femmes qui accouchaient toujours d'enfans morts, et que la belladone rendit plus heureuses. Mais c'est à Chaussier (2) qu'on doit d'en avoir imaginé une pommade dont on enduit le col spasmodiquement contracté. M. Conquest (3) n'en a parlé qu'en 1820, tandis que Chaussier l'avait décrite en 1811 (4). M. Deneux (5) prétend aussi en avoir eu l'idée avant l'auteur anglais : c'est un moyen que MM. Mandt (6), Ricker (7), Blac-

---

(1) Bibl. de Chirurg. du nord. tome Ier, p. 119.
(2) Des Convuls. des femmes enceintes, etc. p. 20.
(3) Lond. med reposit. mars, 1820.
(4) Broch. in-8° chez Compère, etc.
(5) C. Baudelocque, Thèse, 1822, p. 56.
(6) Bulletin de Férussac, tome 6, p. 341. ou Gazette méd. 1830, p. 124.
(7) Revue méd. 1833, tome Ier, p. 298.

kett (1), ont employé depuis avec succès. J'y ai
moi-même eu recours trois fois, avec un avantage
marqué ; mais ce n'est point dans l'éclampsie proprement dite, qu'il est permis de compter sur son
efficacité. Les contractions inégales ou spasmodiques du col utérin, et les convulsions partielles
de la matrice elle-même, sont les seuls cas où la
pommade de belladone soit réellement utile. C'est
en conséquence une ressource préventive plutôt
que curative, et uniquement au moment du travail. Éprouvant de la difficulté à en appliquer la
pommade, M. Ricker prit le parti de se servir de
la belladone en décoction. L'instrument de Chaussier ou de Siebold (2) pour porter des corps gras
sur le col utérin, lui aurait évité cet embarras.
Du reste, il paraît (3) qu'en relâchant l'orifice
cette substance peut aussi paralyser la matrice, et
madame Boivin (4) dit n'avoir retiré aucun fruit
de son emploi.

§ III. Evacuans.

Absolument proscrits par Chaussier (5), et rarement employés de nos jours en France, les
évacuans n'en ont pas moins joui autrefois d'une
grande vogue dans le traitement des convulsions
puerpérales.

1º *Vomitifs.*—Il fallait que l'usage des vomitifs

---

(1) Gazette méd. de Paris, 1850, p. 124.
(2) Revue méd. 1833, tome Iᵉʳ, p. 299.
(3) Gazette méd. 1830, p. 124.
(4) Mémor. des accouch., 3ᵉ édit., p. 260.
(5) Des convulsions, etc., p. 17.

(93)

fût très répandu dans le dix-septième siècle, car Mauriceau (1) qui s'élève souvent contre eux, les employait lui-même quelquefois, et à ce qu'il paraît avec succès. Cela n'empêcha point Puzos (2) d'en faire usage à son tour : le blâme que Levret (3) a déversé sur eux, si ce n'est après la délivrance comme le veut aussi Deleurye (4), n'a pas arrêté non plus de Haën (5) et Denman (6). On les a même essayés sous toutes les formes. C'est l'émétique qu'employait Puzos (7). M. A. Ménard (8) les préconise encore dans les convulsions de l'estomac, que beaucoup d'auteurs regardent comme le prélude de l'éclampsie. M. Compaing (9) qui associe à l'émétique le kermès et l'ipécacuanha, a même publié trois observations détaillées, pour prouver que les vomitifs sont un excellent remède dans les convulsions puerpérales ; mais je ne vois rien de concluant dans les faits que relate cet auteur, et Miquel (10) remarque judicieusement qu'en suscitant ainsi des convulsions partielles, on n'est pas sûr de calmer les convulsions générales ; cependant comme M. Merriman (11) ne leur a vu

---

(1) Maladies des femmes grosses, p. 293.
(2) Prat. des accouch.
(3) Art des accouch. p. 232, § 1218, p. 462.
(4) Art des accouch., etc., p. 138, § 462.
(5) C. Baudelocque, Thèse, p. 95.
(6) Introd. à la Prat. des accouch. tome II, p. 35.
(7) Lachapelle, tome III, p. 28.
(8) Transact. méd. tome IV, p. 176.
(9) Thèse, n° 44, Paris, 1811.
(10) Oper. citat. etc., p. 75.
(11) Oper. citat. p. 144.

produire que du bien, et que Bard (1) s'en loue également beaucoup, il conviendrait peut être de ne pas les négliger complètement. On ne peut guère y songer pendant le travail, à moins que l'éclampsie ne se manifeste dans l'état de plénitude de l'estomac; mais j'y aurais volontiers recours pendant la grossesse et après l'accouchement, si les accidens paraissaient avoir le moindre rapport avec l'embarras des voies digestives, de l'estomac spécialement, soit que l'éclampsie eût pris la forme épileptique ou apoplectique. Je m'y déciderais avec plus de répugnance dans les convulsions hystériques.

2° *Purgatifs.* — D'autres préfèrent les purgatifs : Mauriceau (2) employait la décoction de séné avec le jus d'une orange aigre. De la Motte avait une grande confiance dans la rhubarbe (3), dans la manne, le sirop de pomme (4).

Tout indique ici les purgatifs, dit M. Merriman (5). Plusieurs femmes en ont tellement besoin, qu'elles rendent des matières noires, fétides, abondantes, pendant les accès ou dans leurs intervalles. Aussi se hâte-t-il de donner dix grains de calomel mêlé à du sucre, puis, au bout de

---

(1) Compendium of midwifery, p. 147.

(2) Maladies des femmes grosses, p. 268, obs. 327, d'après Bland obs. on partur. p. 126.

(3) Traité complet des accouch. obs. 40.

(4) Ibid. p. 389.

(5) Oper. citat. p. 143.

(95)

quatre heures, une potion saline, auxquels il joint
en outre des lavemens laxatifs (1). Cette pratique,
généralement suivie en Angleterre, et que vante
Levret (2) est moins active que la précédente et
digne des mêmes éloges ou des mêmes reproches,
si ce n'est qu'elle convient plus spécialement dans
le cas de surcharge intestinale. Ses effets étant
moins prompts, elle doit être à la fois moins efficace et moins à redouter. Peut-être serait-il mieux
d'employer de fortes doses d'huile de ricin, à l'instar de M. Lovati (3), en y associant aussi les lavemens.

3° *Les lavemens huileux* et irritans que quelques praticiens ont aussi préconisés, ne sont guère
que des adjuvans de la médication évacuante.
L'eau de savon, l'huile de thérébentine, intro-
duits par cette voie (4) ne peuvent être bien nuisibles, ni d'un grand secours.

§ IV. Émissions sanguines.

Les émissions sanguines dans le traitement des
convulsions puerpérales, sont à peu près le seul
moyen qui ait été adopté par presque tous les
praticiens. C'est pour ainsi dire le seul qui inspire
quelque confiance à madame Lachapelle (5).

-----

(1) Synopsis on diff. parturit., p. 144.
(2) Art des accouch., etc., p. 252, § 1221.
(3) Annal. univ. de méd. vol LXXXIX, p. 469.
(4) Dublin, hospit. report. vol. V, p. 495.
(5) Prat. des accouch. tome III, p. 29.

(96)

1º *Comme moyen préventif*.—M. Dewees (1), qui donne la saignée comme une excellente ressource préventive, dit qu'une dame fut reprise d'éclampsie à sa deuxième et à sa troisième couche pour l'avoir négligée. Son efficacité alors est très difficile à démontrer cependant, et on a lieu d'être étonné d'entendre M. D. Davis, soutenir à Londres dans ses leçons, comme le faisait Deleurye (2), qu'on peut toujours prévenir les convulsions à l'aide de saignées de quarante à cinquante onces, comme les recommande M. Ryan (3), que jamais elles ne se sont montrées chez ses malades, qu'elles ont constamment des signes précurseurs, et qu'une attaque d'éclampsie chez une femme en couche dépose fortement contre le savoir du médecin qui la traite. D'abord Puzos (4) et d'autres ont beau dire qu'il faut surveiller le mal de tête chez les femmes enceintes, afin de recourir de bonne heure à la saignée, il n'en est pas moins vrai, que ni le mal de tête ni aucun des prodromes indiqués ne peuvent autoriser à croire qu'on a prévenu l'éclampsie, par cela seul qu'elle ne survient pas chez les femmes qu'on a soumises à la phlébotomie. Ensuite, combien de fois n'a-t-on pas vu les convulsions arriver, malgré d'abondantes saignées préventives. Chaussier (5) lui-même, si partisan de la saignée, en donne une belle preuve. Une

<hr>

(1) On puerper. convuls. 1818.
(2) Art des accouch., p. 138, § 460.
(3) Compend. of gynœcol. p. 435.
(4) Lachapelle, tome III, p. 25.
(5) Des convulsions des femmes enceintes, p. 8.

villageoise primipare se plaint d'un grand mal de tête au neuvième mois de sa grossesse. On la saigne largement. Deux jours après, elle tombe dans de violentes convulsions, et meurt en 21 heures.

Cela n'empêche pas néanmoins qu'il ne faille ouvrir la veine quand il y a des indications spéciales. Si le pouls est accéléré ou fort, la face animée, la peau chaude ou colorée : s'il y a en même temps de la pesanteur de tête et de l'engourdissement dans les membres, il faut imiter Mesnard (1) et ne pas l'omettre.

C'est ainsi que M. C. Baudelocque (2) peut avoir réussi plusieurs fois à la Maternité en débutant par une saignée, pour appliquer ensuite des sangsues et des cataplasmes à l'épigastre. Je ne voudrais pas cependant qu'on s'y décidât à cause d'un simple mal de tête, ni pour quelques douleurs épigastriques.

2° *Comme moyen curatif.* — Sous le point de vue curatif, les émissions sanguines ont été employées sous toutes les formes.

A. Saignées générales.

On conçoit de prime abord du reste, qu'en face d'une maladie aussi grave, la saignée générale ait obtenu et conservé la prééminence. Baillou (3) cite déjà une femme affectée de convulsions qu'il guérit ainsi. Mauriceau (4) saignait

---

(1) Guide des accouchemens, nouv. édit., p. 350.
(2) Thèse, n° 84, Paris 1822, p. 52, 45.
(3) Consult. Miquel, oper. cit. p. 149.
(4) Maladies des femmes grosses, p. 202-206.

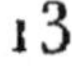

13

et saignait largement. De la Motte (1) parle d'une dame qui fut saignée quatre-vingt-sept fois dans les cinq derniers mois de sa grossesse, et dont les accès n'étaient calmés qu'à l'aide de ce moyen. Puzos (2) saigna quatorze fois du bras et sept fois du pied la femme d'un avocat célèbre de Paris, et M. Merriman (3) qui a tant de confiance dans les évacuans, débute presque toujours par une saignée.

La veine à ouvrir n'a pas toujours paru indifférente. La saignée du pied, devenue célèbre depuis que de Vermont (4) qui l'employa contre l'avis des autres médecins, avait été assez heureux pour guérir à son aide la reine Marie-Antoinette de convulsions puerpérales, semble encore préférable à quelques praticiens. M. A. Menard (5) dit qu'on la néglige trop et qu'elle est de nécessité dans les accès de longue durée. Deux raisons l'ont fait tomber en désuétude. 1º Il n'est pas prouvé qu'on obtienne par là une déplétion plus avantageuse que par la saignée du bras. Baudeloc-que (6) cite d'ailleurs une femme dont la saignée du pied paraissait aggraver les accidens, tandis que celle du bras la soulageait constamment. 2º Les veines du pied, souvent petites ou peu ap-

---

(1) Traité compl. des accouch. p. 389, 390.
(2) Pratique des accouch. p. 94.
(3) Oper. citat. p. 143.—Lachapelle, oper. citat. tome III, p. 32.
(4) Baudel., Thèse, etc., p. 94.
(5) Transact. méd. tome IV, p. 149.
(6) Art des accouch. etc.

parentes, ne sont pas assez faciles à ouvrir, et ne donnent pas toujours assez de sang pour qu'on puisse s'y adresser en pareil cas. Enfin, Mauriceau (1), qui la recommande après la délivrance, Levret (2) qui la préfère aux approches du travail et Deleurye (3) qui n'en veut pas d'autre à la fin de l'accouchement, n'en saignaient pas moins du bras (4) comme Mesnard (5), dans les autres circonstances.

Si en saignant du pied on avait lieu d'espérer une révulsion plus considérable, en ouvrant les veines du cou, on pouvait se promettre une dérivation plus directe et plus immédiate. Il est donc tout simple que la saignée de la jugulaire ait aussi compté des partisans. Puzos (6) la réservait pour les convulsions de la bouche, mais d'autres n'ont pas craint de l'appliquer aux convulsions générales. Une seule des malades que j'ai observées y a été soumise, et le résultat m'en a paru favorable, (voy. observ. 15). Les raisons qui empêchent de recourir plus souvent à la saignée du pied se retrouvent pour celle du cou. Il faut ajouter que l'ouverture de la veine jugulaire semble permettre à l'air de pénétrer jusqu'au cœur, et pourrait faire craindre l'accident redoutable, mentionné par M. Dupuytren (7), à l'occasion d'une tumeur volumineuse qu'il venait d'enlever de sur l'épaule.

(1) Malad. des femmes grosses.
(2) Art des accouch. etc., 3e édit. p. 232, § 1217.
(3) Art des accouch., etc., p. 137, § 460.
(4) Mauriceau, p. 296. édit. de 1793.
(5) Guide des accouch., etc., p. 161.
(6) Baudelocque, Thèse, etc., p. 191
(7) Archiv. gén. de méd. t. 5, p. 432.

Peut-être les modernes ont-ils tort de ne tenir aucun compte de la différence des régions, en pratiquant la saignée; mais ce n'est certainement pas à l'occasion de l'éclampsie qu'ils pourront commencer une réforme à ce sujet.

Lauverjat, qui dit (1) que si les convulsions ont leur source dans la matrice, il faut saigner du bras et jamais du pied, qui veut (2) que, dans les cas où elles viennent du cerveau, on saigne uniquement du pied au contraire, et qu'après l'accouchement on saigne toujours du pied ou de la gorge (3), qui est bien convaincu enfin que l'espèce de saignée n'est pas indifférente (4), ne devait pas avoir observé un grand nombre de femmes affectées d'éclampsie.

Je ne crois pas non plus que l'*artériotomie* temporale dont parle Denman (5), et que propose M. Ryan (6) en guise de ventouse, puisse être utilement substituée à la phlébotomie.

La plupart des praticiens veulent que la saignée soit abondante. La quantité de sang que quelques-uns ne craignent pas de tirer, a même quelque chose d'effrayant. M. Dewees (7) parle d'une malade qui en perdit quatre-vingt dix-sept onces en sept fois, puis d'une autre qui guérit après en avoir

---

(1) Nouv. méth. de prat. l'opér. césar. p. 94.
(2) Ibid. p. 87.
(3) Ibid. p. 88.
(4) Ibid. p. 86.
(5) Introduct. à la prat. des accouch., etc., tom. II, p. 435.
(6) Compendium of gynœcolog. p. 520.
(7) Compendium system of midwif. p. 502, 505.

perdu cent vingt onces dans les six premières heures et cent quarante onces ensuite! M. Burns (1) cite des médecins qui n'en tirent pas moins de vingt à quatre-vingts onces. Cette pratique, généralement suivie en Angleterre et en Amérique, est évidemment mauvaise. Une malade, à qui Shaw (2) avait ainsi soustrait quatre-vingt deux onces de sang, n'en mourut pas moins en trente-quatre heures.

Celle que j'ai vue avec M. Fournier (obs. 4.) en avait bien perdu cinq à six livres, et elle n'en mourut pas moins. Une autre, dont j'ai vu le bras gonflé, avec M. Lafond (obs. 17.), n'a certainement dû les dangers de sa convalescence qu'à l'abondance des saignées qu'on lui avait faites. Cette grosse fille, que j'ai observée à Tours (obs. 24.), et dont j'ai déjà parlé, devint paraplégique, après une saignée de trois livres, quoiqu'elle eut subi sans inconvénient des saignées de huit à dix onces dans vingt accès antérieurs. Une déplétion aussi subite favorise trop les épanchemens séreux, et l'épuisement de l'innervation, pour qu'on doive s'y exposer. D'ailleurs ne sait-on pas que les convulsions sont une des terminaisons naturelles des hémorrhagies abondantes (obs. 13). Je pense donc avec M. Cruveilhier (3), qu'il faut proscrire les trop larges émissions sanguines, et que de petites

---

(1) Principl. of midwif. p. 485.
(2) Dewees, oper. citat. p. 5o1.
(3) Distribution de prix à la maternité, 1831, p. 31.

saignées répétées toutes les quatre heures, comme cet auteur dit l'avoir fait avec avantage, ou à des époques, soit plus éloignées, soit plus rapprochées, suivant les indications, valent mieux.

Au total, la saignée générale justifie-t-elle le fréquent usage qu'on en fait? A la vue des symptômes, le raisonnement se refuse à en douter; mais la confiance ne laisse pas que d'être ébranlée quand on voit Mauriceau et madame Lachapelle, qui saignaient beaucoup, perdre la moitié de leurs malades, tandis que M. Merriman, qui saignait infiniment moins, en sauvait les deux tiers. Lemoine (1) soutient même que les émissions sanguines sont inutiles.

On s'abuserait ensuite étrangement si on croyait que, sans la saignée, l'éclampsie un peu violente serait constamment mortelle. La dame que j'ai soignée, avec M. le baron Larrey (obs. 15.), ne perdit pas dix onces de sang en tout. Les accès, d'une violence extrême, se sont reproduits chez elle plus de quarante fois dans l'espace de vingt heures, et étaient accompagnées d'une congestion effrayante. Le sujet était en outre sanguin et pléthorique au dernier point, et cependant elle a guéri.

La paysanne que je délivrai, avec M. Ribail (obs. 10.), se trouvait dans les mêmes conditions, n'a point été saignée et ne s'en est pas moins rétablie. M. Maygrier (2) rapporte un fait du même

---

(1) Burton, traduct. franç., p. 402.
(2) Journal des connaissances méd. tome Ier, p. 44.

genre : quand il arriva près de la malade, qui était en travail depuis plusieurs heures, il la trouva sans connaissance, dans un coma profond, le visage fortement coloré et les lèvres livides. Elle n'avait point été saignée. On ne la saigna point, et elle guérit très promptement après sa délivrance. Il en fut de même chez une malade dont parle Viardel, (1) et qui resta trois jours en travail. Cette jeune femme, dont M. Ciniselli (2) raconte l'histoire, était aussi guérie de ses convulsions quand la péritonite survint, quoiqu'elle n'eût point perdu de sang et qu'elle fût pléthorique.

B. Saignées locales.

Les saignées locales sont d'un usage infiniment moins répandu que la phlébotomie ; et, en effet elles ne sont pas d'une action assez brusque, assez manifeste pour que l'idée soit venue d'en faire le remède principal des accidens du moment. Leur but est de prévenir les attaques , ou de modérer les accès à venir, en agissant près de l'organe supposé malade. La saignée générale les précède presque toujours. Ce n'est que chez les sujets faibles, délicats ou lymphatiques qu'on se décide quelquefois à les employer seules. On les effectue au moyen de ventouses scarifiées ou de sangsues.

1° *Ventouses scarifiées.* — Partout où, sur le continent, nous mettons des sangsues, les médecins anglais appliquent des ventouses. M. Merriman (3) par exemple veut qu'on en place aux mas-

____

(1) Observ. sur la prat. des accouch. p. 181.
(2) Annalli univers. di med. vol. LXIX, p. 468.
(3) Synops. of difficult., etc., p. 145.

toïdes, à la nuque et aux tempes. J'ai vu M. Larrey en couvrir le cou, l'épigastre, et le dos d'une
malade qui a guéri. Elles ne sont pas assez usi-
tées parmi nous pour que je puisse en apprécier
la valeur.

2° *Sangsues.*—Il n'en est pas de même des
sangsues que Denman (1) et Chaussier (2) ont surtout préconisées. Ce dernier auteur les appliquait
derrière les oreilles, au cou, aux narines et
plus spécialement encore à l'épigastre. D'autres
ont donné le conseil de les poser à la vulve
ou aux aînes. Miquel (3) et M. C. Baudelocque (4) qui les croient fort utiles au creux de
l'estomac, ont été précédés dans cette opinion
par M. Lorentz (5) qui prétend être ainsi parvenu
à guérir des vomissemens accompagnés de crampes, et croit avoir prévenu par là de plus fortes
convulsions. J'ai souvent eu recours aux sangsues
conjointement avec la saignée, et je crois n'avoir
eu qu'à m'en louer. Il faut les placer le plus près
possible de l'organe d'où part où vers lequel se
fait le raptus, aux aînes, à la vulve quand l'utérus est irrité et dans les convulsions hystériques, à
l'épigastre si l'estomac semble être en état de souffrances, aux mastoïdes quand il y a coma et dans
les attaques épileptiques ou apoplectiques. Elles
opèrent un dégorgement insensible qui affaiblit

---

(1) Introduct. à la prat. des accouch., tom. II, p. 439.
(2) Des convuls. des femmes en couche, 1824.
(3) Traité des convuls. etc., p. 71.
(4) Thèse, etc., p. 52.
(5) Recueil period. de la Soc. de méd. tome II, p. 386.

moins que l'ouverture de la veine, et détruisent ainsi la congestion ou ses causes dans l'intervalle des accès. C'est en réalité un moyen à ne pas dédaigner, mais qui convient mieux pendant la grossesse et après l'accouchement que pendant le travail.

§ 5. Révulsifs.

La médication qui a obtenu le plus de vogue après la saignée est la médication révulsive. Son emploi remonte à la plus haute antiquité. Tous les élémens en ont été essayés, sans en excepter la ligature des membres (obs. 13) employée autrefois par Turquet (1).

1° Les *ventouses sèches*, que vante déjà Baglivi (2), qui les plaçait à la nuque et derrière les épaules, ont conservé beaucoup plus de crédit en Allemagne et dans la Grande-Bretagne qu'en France, où M. Larrey en a cependant un peu fait renaître le goût. Accessoire innocent, et même à peu près constamment utile, elles conviennent surtout dans les convulsions partielles et quand la maladie n'est pas grave. Il n'est pas de région où on ne puisse les promener.

2° *Sinapismes.* — Parmi les rubéfians on a choisi de préférence la farine de moutarde, à cause de la promptitude de son action, et sans doute aussi, parce qu'elle ébranle vivement tout le système nerveux. On l'emploie en pédiluves, et plus particulièrement en cataplasmes, dont on

---

(1) Méd. prat., édit. franç., p. 504.
(2) Miquel, oper. citat., p. 75.

couvre successivement les pieds , les mollets , les genoux , les cuisses. Bien que la peau semble par fois rester sourde à leur stimulus, on doit se garder cependant de laisser long-temps les sinapismes en place ; autrement on s'exposerait , ainsi que je l'ai déjà dit, à voir un érysipèle se développer au bout de quelques jours sur les points qu'ils ont touchés. J'ai cru remarquer, comme M. Dugès (1), qu'ils nuisent plus qu'ils ne servent quand il n'y a ni torpeur ni coma ; mais on aurait tort, je crois, de les rejeter d'une manière générale, comme le fait madame Lachapelle (2), qui proscrit également, sans motif suffisant, les vésicatoires.

3° *Vésicatoires.*—D'un effet moins rapide, mais plus persistant, les vésicatoires ont acquis plus de réputation que les sinapismes dans la pratique. Smellie (3) en faisait souvent usage. M. Merriman (4) en applique au dos, aux mollets et aux cuisses. M. Dufour (5) prétend même, d'après une observation assez peu concluante d'aileurs, qu'à eux seuls ils peuvent guérir l'éclampsie. M. Chevreul (6), qui les place aux jambes et au cou, dit avoir eu tant à s'en louer qu'il ne peüt trop les conseiller. Sous ce rapport, je ne puis que me joindre à lui tout entier. Comme M. C. Baude-

---

(1) Dict. de méd. et de chirug. prat. tome VI, p. 545.
(2) Oper. citato, tome III, p. 27, 28.
(3) Bland, obs. on parturition, etc., p. 129, 130.
(4) Oper citat. p. 146.
(5) Thèse, n° 1, Paris 1816.
(6) Précis de l'art des accouch. ,etc , Paris, 1826, p. 147.

locque (1), je les ai toujours trouvés avantageux, et je ne sais vraiment sur quoi se fonde madame Lachapelle pour les blâmer.

Ils n'empêchent, au surplus, l'emploi d'aucun autre médication ; et ils conviennent à toutes les formes d'éclampsie un peu grave, pourvu qu'il n'y ait pas de réaction fébrile.

Je les applique *aux deux cuisses* et *à la nuque,* dès le principe, afin que leur action se développe pendant qu'on s'occupe des sinapismes ou de la saignée, des sangsues ou des ventouses.

Peut-être y aurait-il de l'avantage à les placer *aux jambes* ou *dans le dos,* comme le veut M. Merriman et comme il en fut question près d'une malade de M. Téallier (2).

Si la femme était sujette aux crampes d'estomac, aux vomissemens, il ne faudrait pas craindre d'imiter M. Desplantes ou M. Mahot (3), et d'en fixer un très large *sur l'épigastre.*

D'après l'effet qui en est résulté chez la malade que j'ai vue avec M. Regnault (obs. 7), et celle qui est accouchée chez madame Vacher (obs. 5), je suis disposé à croire que pendant le travail lorsqu'il se ralentit ou tarde à se déclarer, on devrait *en recouvrir la région utérine ou l'hypogastre.*

En somme il m'a semblé qu'on redoutait beaucoup trop l'emploi des vésicatoires, non seulement

---

(1) Thèse, convulsions des femmes enceintes, etc., p. 93.
(2) Journal général, tome CV, p. 349.
(3) Thèse,, Paris, 1804.

dans l'éclampsie accompagnée de signes d'irritation, mais encore dans une foule d'affections locales inflammatoires, où j'en fais usage à titre
de topique.

4° Le *séton à la nuque*, proposé par M. C. Baudelocque (1) ne pourrait être de quelque secours
que pour prévenir les attaques si elles étaient précédées de souffrances manifestes vers la tête, ou
pour en combattre les suites, si elles portaient sur
le cerveau. Il en serait de même du cautère sous-
occipital et des moxas.

§ VI. Bains et Réfrigérans.

1° Les *bains tièdes* sont assez rarement employés dans l'éclampsie. La violence des accès ou
leur rapprochement suffisent souvent pour en
éloigner jusqu'à la pensée. Le coma, l'état soporeux, la congestion qui suivent ou accompagnent
les convulsions épileptiques ou apoplectiques, ne
permettent pas d'y songer non plus dans ces deux
variétés de la maladie avant d'en avoir combattu
les principaux symptômes par d'autres moyens.
C'est donc dans les convulsions hystériques, ou
seulement après les émissions sanguines qu'on
pourrait y recourir à l'instar de Lorry, qui en
avait reçu le conseil de Levret. Alors, et sur le
déclin de la maladie en général, ils peuvent être fort
avantageux. Denman veut même qu'ils soient

---

(1) C. Baudelocque, Thèse, etc., p. 46.

donnés assez chauds et prolongés long - temps.

2° Les *douches froides* sur l'hypogastre n'ayant en leur faveur qu'une observation fort incomplète de Baignières et Sigault (1) ne méritent pas de nous occuper; d'autant moins qu'à en croire Lauverjat (2), l'observation de Sigault aurait été rapportée avec une insigne mauvaise foi.

3° Les *aspersions* du même genre sur la figure, et qui produisent, selon Denman (3), des résultats étonnans, ne pourraient justifier la bonne opinion qu'en a cet auteur, que dans quelques cas d'éclampsie hystérique.

4° Il n'en est pas de même des *liquides glacés*, tenus *sur le front ou sur la tête*. De Vermont (4) se servit utilement de ce moyen, en même temps que de la saignée du pied, chez la reine Marie-Antoinette. M. Merriman (5) le vante aussi beaucoup, et Mme Lachapelle (6) dit que c'est une excellente ressource. Les topiques glacés conviennent essentiellement quand l'éclampsie est accompagnée de céphalalgie violente ou de chaleur vive au front, et toutes les fois que le cerveau paraît fortement irrité plutôt que menacé d'un épanchement. Appliqués après l'accès, ils peuvent l'empêcher de revenir, ou du moins en reculer le re-

---

(1) Journal de méd. 1781, avril.
(2) Nouv. méth. de prat. l'opér. cés. p. 90.
(3) Introd. à la pratiq. des accouch. tome II, p. 442.
(4) C. Baudélocque, Thèse, etc., p. 94.
(5) Synopsis. of difficult partur. etc, p. 144.
(6) Pratiq. des accouch. tome III, p. 33.

tour. Les formes hystérique et épileptique paraissent devoir s'en trouver mieux que la nuance apoplectique.

5° Peut-être devrait-on y associer la méthode de M. Harvie (1) qui, tenant à obtenir une diaphorèse, place sur le ventre une vessie d'eau chaude et des flanelles, fait des fomentations sur les cuisses, ainsi que sur les jambes, et enveloppe les pieds de cataplasmes chauds, comme le faisait Chaussier (2), pour ranimer la circulation dans les parties inférieures.

§ 7. Moyens divers.

Plusieurs autres moyens ont encore été mis en usage contre l'éclampsie, mais sans former une classe distincte.

1° La *digitale pourprée*, que Hamilton (3) croit si efficace, quoiqu'il n'invoque qu'un seul fait en sa faveur, serait indiquée si le cœur était affecté, s'il importait surtout de modifier l'action du système circulatoire, et, de plus, dans les cas compliqués d'infiltration.

2° L'*oxide de bismuth*, dont s'est bien trouvé Gardien (4), ne peut calmer que les crampes de l'estomac ou les vomissemens de la grossesse.

3° La *magnésie mêlée au sucre* telle que l'emploie M. Deneux (5) ne peut avoir non plus d'avantages que dans quelques cas de convulsions

---

(1) Merriman. oper. citat., p. 146.
(2) Proc.-verb. de la Maternité, 1809, ou Mᵉ. Boivin, mémor. p. 259.
(3) Annal. de littér. méd. étrang. 1806, p. 191.
(4) Miquel. oper. cit. p. 70.
(5) C. Baudelocque, Thèse, etc. p. 50.

partielles entretenues par des acidités gastriques.

4° Rien n'est plus bizarre au reste que le caractère des palpitations, des vomissemens pendant la grossesse. Chez une femme que cite M. Capuron (1), ils ne cédaient qu'à du vin d'Espagne. J'ai vu plusieurs malades s'en guérir avec de l'eau-de-vie, et M. Pigeaux (2) soutient en triompher le plus souvent à l'aide d'une potion éthérée.

5° Quant un mal de dents précède l'éclampsie, M. Ryan (3) veut, comme M. Blicke, qu'on ait recours à l'esprit de nitre et à l'alun.

6° Lorsque les accès reviennent à des heures fixes, comme Levret (4) l'a vu chez une femme, qui en eut d'abord un chaque jour, puis deux, et qui finit par n'avoir plus que six heures de calme sur vingt-quatre, il serait bon peut-être d'essayer le *sulfate de quinine*.

ARTICLE 2.—Traitement spécial.

Outre les médications générales qui viennent d'être examinées, l'éclampsie réclame encore l'emploi de quelques autres ressources, suivant qu'elle se manifeste pendant la grossesse, pendant le travail ou après l'accouchement.

---

(1) Malad. des femmes p. 419, Baudel. p. 53.
(2) Indisposit. causées par la grossesse, etc., 1833.
(3) Manual of midwif. p. 435.
(4) Abus des règles générales, p. 15, Baudel., p. 9.

§ I·ʳ. Pendant la grossesse.

L'éclampsie qui survient pendant la grossesse, ne peut guère être soumise qu'à l'un ou à l'ensemble des moyens déjà indiqués. C'est alors que les antispasmodiques, les bains, les calmans, les purgatifs, la digitale, les altérans sont souvent utiles. C'est pendant la grossesse qu'on saigna 48, 87, 90 fois les femmes dont parlent Mauriceau (1) et de la Motte (2). L'accouchement provoqué, l'accouchement forcé, et l'hystérotomie vaginale pourraient aussi trouver leur application dans le cours de cette période; mais c'est à l'occasion du travail qu'il doit surtout en être question.

§ II. Pendant le travail.

L'accouchement est le meilleur remède des convulsions puerpérales; on ne peut le contester. Mauriceau (3), qui en était convaincu, veut qu'on procède le plus tôt possible à cette opération. C'était aussi l'opinion de Portal (4), et Amand (5) dit que la mère et l'enfant succomberont si l'accouchement n'est pas promptement terminé. Dionis (6) tient le même langage, et convient seulement que l'accouchement ne dissipe pas toujours

---

(1) Malad. des femmes grosses, ou Miquel, p. 63-64.
(2) Traité complet des accouch., obs. 218, p. 389.
(3) Maladies des femmes grosses, p. 294
(4) Pratiq. des accouch. in-4°, p. 83.
(5) Nouv. observ. sur la pratiq. des accouch.
(6) Traité général des accouch., etc., p. 302.

le mal. Guillemeau (1) avait déjà dit qu'alors il faut accoucher sur-le-champ. Deventer (2) agissait de la même façon. Lemoine (3), ne veut pas d'autre remède, et Deleurye (4) s'exprime exactement de la même manière. C'est aussi l'avis de Rœderer (5) et d'Aitken (6) surtout. On voit également dans Puzos (7), que le remède le plus certain des fortes convulsions est d'accoucher la femme, s'il est possible. Bruhier d'Ablincourt (8) fait observer, comme Dionis, que, quoique l'unique remède, l'accouchement ne réussit cependant pas toujours.

Les accoucheurs sont donc pour ainsi dire unanimes sur ce point, et M. A. Ménard (9) répète encore qu'on ne calme les convulsions pendant le travail, qu'en débarrassant l'utérus. C'est une pratique dont Ross (10), Denman (11), Baudelocque (12), Gartshore (13), et Gardien (14) lui-même, ont néanmoins révoqué l'utilité en doute depuis.

M. Burns (15) est à-peu-près du même avis, et Hull (16) voulait déjà, ainsi que Hamilton (17) et

(1) Œuvres compl. in-folio, p. 313.
(2) Observat. sur les accouch. p. 191.
(3) Burton, trad. franç. p. 402.
(4) Art des accouch. p. 138, § 462.
(5) Art des accouch. § 699.
(6) Principl. of midwif. p. 169.
(7) Pratiq. des accouch.
(8) Deventer, trad. fr. p. 198.
(9) Transact. méd. tome IV, p. 249.
(10) Denman, tome II, p. 448.
(11) Essay on puerperal conv. p. 68.
(12) Art des accouch.
(13) Journal de Lond, vol. VIII, trad. par Masuyer.
(14) Traité compl. des accouch. tome II, p. 406.
(15) Oper. citat. p. 487, 8e édit. 1832.
(16) Hull, observat. etc., p. 245.
(17) Bland, observat. on parturit. etc., p. 133.

Leake (1), qu'elle ne convînt que dans les cas où les convulsions partent de l'utérus. De La Motte (2) ne veut pas non plus qu'on en fasse une règle générale. D'après lui, on ne doit même se servir de cet extrême remède, que lorsqu'il n'y a plus rien à espérer du côté de la nature. Pour moi, je partage entièrement l'opinion de Mauriceau, et je crois comme M. A. Ménard, qu'il n'y a guère que la déplétion de la matrice qui puisse arrêter la marche de l'éclampsie développée pendant le travail. Il est vrai que le mal ne s'arrête pas toujours, et que plusieurs femmes n'en meurent pas moins ensuite; témoin une des malades de M. Gasc (3) et une autre de M. Teallïer (4), qui, quoique délivrées promptement avec le forceps, succombèrent cependant peu de temps après. Mais on peut répondre qu'alors on n'avait pas pu recourir assez tôt à la délivrance, ou que, comme le remarque M. Ménard (5), le cerveau était déjà le siége d'une altération profonde.

J'ajouterai, enfin, qu'en se comportant ainsi, M. Desjardins (6) n'a pas perdu une malade sur sept, et que M. Champion (7) en a sauvé sept sur dix.

Les secours à donner en pareil cas, sont d'ailleurs fort divers :

---

(1) Pract. obs. ou Burns, oper. cit. p. 486.
(2) Trait. complet des accouch. etc. p. 38o.
(3) Mémoire et observ. diverses, p. 188.
(4) Journal général, tome CV, p. 345.
(5) Trans. méd. tome IV, p 25o.
(6) Bulletins de la Faculté, etc. tome VI, p. 416.
(7) Correspond. privée, 6 mai 1834.

1° *Attendre l'accouchement spontané.* Si la tête est descendue, et que le col soit effacé, si les contractions utérines paraissent franches, et que le travail semble marcher avec quelque promptitude, il faut attendre, et s'en tenir aux moyens généraux. On ne se pressera pas d'agir, surtout si les convulsions sont hystériques ou dépendent d'une grande excitation nerveuse, et toutes les fois qu'elles sont séparées par des intervalles complètement lucides. Si l'utérus est sans action au contraire, si c'est une éclampsie apoplectique, si le travail marche avec trop de lenteur, et que la violence des accidens fasse craindre pour la mère ou pour l'enfant, il n'y a pas à hésiter, on doit hâter ou terminer l'accouchement le plus promptement possible.

2° *Seigle ergoté.* — Après les nombreux essais qui ont été faits du seigle ergoté, lorsqu'il importe d'activer les contractions de la matrice (1), il était naturel d'employer aussi cette substance dans l'éclampsie au moment du travail. MM. Whaterhouse et Ashwell (2) disent y avoir eu recours avec de véritables avantages. Je ne pense pas cependant que ce soit le cas de compter beaucoup sur son efficacité. Au début du travail, avant que le col ne soit complètement dilaté, le seigle ergoté ajouterait évidemment aux dangers que court le fœtus. Quand la tête est dans l'excavation, le forceps vaut mieux, et la version serait préférable

---

(1) Voy. Villeneuve, Mémoire hist. sur le seigle ergoté, 1827.
(2) Transact. d'Edim. vol. III. p. 578.

si la dilatation était simplement opérée sans que la tête eût encore franchi le détroit.

3° *Forceps*. —Dans les cas de convulsions, le forceps que Levret (1) substituait presque partout à la version, est un instrument d'autant plus précieux qu'il permet d'extraire l'enfant avec promptitude et sûreté sans compromettre l'état de la femme. Aussi est-il peu de modernes qui ne suivent sur ce point la doctrine de Levret, de Mackensie (2) et de M. Merriman (3). Malheureusement l'utilité de cet instrument se trouve renfermée dans des limites assez étroites. Il faut que l'enfant se présente par la tête, et que le col soit entièrement ouvert, sinon franchi. Duchâteau (4) a publié six observations pour prouver qu'on peut y avoir recours, même quand l'occiput est encore au détroit supérieur, et Miquel (5) dit que c'est aussi la doctrine de M. A. Dubois. Mais je demanderai la permission de ne pas adopter cette pratique, quoique M. Champion me disel'avoir également suivie une fois avec succès pour la mère et pour l'enfant. Le forceps n'est préférable, quand la version n'est pas trop difficile, que par les chances plus grandes qu'il donne de conserver l'enfant. Or, dans les convulsions, on a surtout pour but de sauver la mère, et le fœtus exige

(1) Accouchement laborieux, etc. p. 110, 209.
(2) Lectures, etc., M. S. 1764, ou Merriman, p. 142.
(3) Sinops. on diffic. parturition p. 142.
(4) Gazette de Santé, 1823, n° 30.
(5) Traité des Convuls. etc., p. 107;

d'autant moins de ménagemens, qu'il meurt souvent avant qu'on ne se décide à agir. Sans être extrêmement pénible au détroit supérieur, l'application du forceps est cependant plus embarrassante, et nécessite plus de temps que la version. C'est donc lorsque la tête est fortement engagée, à travers l'orifice, et surtout lorsqu'elle est dans l'excavation, qu'il convient à peu près exclusivement. C'est à ce temps du travail que M. Teallier (1), M. Gaide (2), Maygrier (3) et tant d'autres, l'ont employé avec succès, que j'ai cru devoir y recourir moi-même (obs. 10).

4º *Version.*—Tant que la tête est libre au dessus de l'entrée de l'excavation, on ne doit, et on ne peut même, si le col n'est qu'entrouvert, extraire l'enfant qu'à l'aide de la version. Si le premier temps du travail est effectué, si l'orifice est dilaté ou assez souple pour se laisser traverser sans trop d'efforts par la main, cette opération n'a rien ici de particulier; mais si l'éclampsie tient à un resserrement spasmodique, à une induration, à une maladie quelconque du col, si le travail enfin n'en est encore qu'à son début ou n'est pas même commencé, elle est ou impossible ou au moins d'une extrême difficulté. Avant toutes choses, il faut se frayer une voie.

A. *Accouchement provoqué.* Les moyens pro-

____

(1) Journal général de méd. tome CV, p. 345.
(2) Lancette fran. tome II, p. 82.
(3) Journal des Connaiss. méd. tome 1er, p. 44.

posés pour obliger le travail à se déclarer avant terme, devraient, il me semble, ainsi que V. Horn (1) le voulait déjà, être essayés dans l'éclampsie des femmes enceintes, et à plus forte raison lorsque cette maladie survient aux environs du terme, quand aucun préparatif d'accouchement ne se montre après les premiers accès.

S'il est vrai comme l'avance Levret (2), et comme je l'ai vu de mon côté, que le travail fasse généralement cesser les convulsions qui s'étaient établies pendant la grossesse, on ne peut nier que l'accouchement provoqué ne soit à tenter contre l'éclampsie qui menace de devenir grave avant le travail. Lauverjat (3) semble avoir pressenti cette ressource : « Si les convulsions persistent, dit-il, et qu'il n'y ait que peu ou point de dilatation, je glisse le doigt entre la matrice et les membranes, pour les désunir le plus possible. On fait cesser ainsi les accidens par le relâchement des fibres de la matrice. »

Cette méthode, que je n'hésite pas à conseiller, la même au surplus que Hamilton (4) a proposée et suivie un grand nombre de fois pour l'accouchement provoqué, dans le cas de vice du bassin, mérite, à mon sens, de fixer l'attention des praticiens.

B. *La rupture des membranes* serait à tenter

---

(1) Sue, Histoire des accouch. etc., tome II, p. 235.
(2) Art des accouchem. fondés sur des princip. de méd. etc. p. 463.
(3) Nouv. méth. de prat. l'opér. césar. p. 95.
(4) Burckardt, Thèse, Strasb. 1830. — Ryan, Manual of midwif. p. 580.

ensuite, si les convulsions persistaient. Mauriceau (1) se comportait souvent ainsi dans la première moitié du travail, et M. Gras (2) qui s'en
est déclaré le défenseur, rapporte deux observations à l'appui. Soit avant, soit après le travail, on
obtient par là une détente de la matrice, un vide
qui peut être du plus grand secours, et dont Lauverjat (3) avait senti toute l'importance. On pourrait craindre, en cas d'insuccès, que la version
n'en fût rendue plus difficile par la suite, à cause
du resserrement de l'utérus sur l'enfant, mais les
résultats fournis jusqu'ici par l'accouchement
provoqué, et l'observation de M. Dumont (4), ont
suffisamment répondu à cette objection.

C. *Dilatation forcée.* — Entrer de vive force
dans l'utérus est une autre ressource qui a aussi
trouvé des défenseurs. M. Ashwell (5) par exemple pense qu'on peut presque toujours dilater le col
avec les doigts, et M. Ryan (6), comme M. Osiander (7), préfère cette dilatation graduelle au débridement tant préconisé par Bodin (8). Là dessus on
s'est abusé, je crois, de part et d'autre. Lorsque
le col n'est le siége d'aucune maladie, d'aucun

---

(1) Maladies des femmes grosses, p. 294, obs. 323.
(2) Thèse, n° 367, an 13, p. 6.
(3) Nouv. méth. de prat. l'opér. cés. p. 96-97.
(4) Journal général, tome III, p. 489.
(5) Ryan, Manual of midwif. p. 521.
(6) Ibid.
(7) Journal analyt. 1829.
(8) Essai sur les acouch. 1797

spasme, il n'est pas en général très difficile d'en vaincre la résistance ; et sous ce rapport l'instrument dilatateur inventé par M. Barny (1) me paraît complètement inutile. Néanmoins, comme pour réussir il faut de la patience et procéder avec lenteur, comme il en résulte un grand agacement et une irritation susceptible d'augmenter les convulsions, je ne sais si, même alors, il ne vaudrait pas mieux recourir au débridement. Chez la femme que j'ai délivrée avec M. Fournier, (obs. 4), je crus devoir forcer le col, qui était dur quoique mince et de la largeur d'une pièce de trois livres. Je parvins dans la matrice , il est vrai, mais en produisant de vives douleurs ; et je suis porté à croire qu'il eût été plus convenable d'inciser l'orifice.

Ce sont pourtant là les seules circonstances favorables à l'emploi de la dilatation forcée ; car si la cause qui arrête l'accouchement est une déviation, une adhérence, une squirhosité, une coarctation du col lui-même, il est véritablement inutile de l'essayer.

D.—l'Incision.

Le débridement du col est le dernier remède qu'on ait à proposer. L'idée de ce débridement est très ancienne: quand le col éprouve quelques difficultés à se dilater, A. Paré(2)veut qu'on l'incise. Fournier (3) avait déjà inventé un instrument tout ex-

---

(1) OEuv. , liv. 24, chap. XXXVI, p. 714.
(2) Thèse, n° 116, Paris, 1829.
(3) L'accoucheur méthodique, etc., p. 196.

près ; Ménard (1) en parle également. Il en est aussi question dans les commentaires de Van-Swieten (2), dans l'ouvrage de Barbaut (3); mais c'est à Lauverjat (4), Bodin (5) et Coutouly (6) qu'on doit de l'avoir répandue. Lemoine (7) recommande nettement cette incision quand la dureté du col résiste aux saignées, et Dubosc (8) de Toulouse l'avait déjà pratiquée en 1781. Elle n'en fut pas moins fort mal accueillie au sein de l'Académie de chirurgie par Allan et Piet (9). Depuis, elle a encore été l'objet de vives critiques. Baudelocque (10) alla même jusqu'à dire qu'elle ne pouvait être que le fruit d'un instant de délire, quoiqu'il finisse par convenir qu'elle peut être utile quand les fibres du col sont sèches et trop rigides. M. Bouteilloux (11), madame Lachapelle(12)la proscrivent également, et la croient très dangereuse à cause surtout de l'extension que peuvent prendre les plaies, du côté de la matrice.

---

(1) Le guide des accouch. etc., p. 3o3.
(2) Tome VII, ou Miquel, p. 1o9.
(3) Cours d'accouch. tome II, p. 77.
(4) Nouvelle méth. de prat. l'opér. césar. p. 97.
(5) Essai sur les accouch., 1797.
(6) Observ. sur divers sujets, 1807, p. 33 à 63.
(7) Burton, trad. fran. p. 384.
(8) Lauverjat, oper. citat. p. 99.—Baudelocque tome Ier, p. 414.
(9) Bodin, oper. citat.
(10) Art des accouch. tome Ier, p. 485, 489, où Miquel, p. 112.
(11) Thèse, etc., Paris, 1816.
(12) Oper. cit. tome III, p, 27.

Les quatre observations de Coutouly prouvent
qu'on s'est trompé sur ce point.

Le débridement de l'orifice utérin en pareil
cas, n'est ni douloureux ni très redoutable.
M. Dupuytren (1) s'en est souvent servi avec avantage dans les cas de polypes volumineux. J'ai vu
M. Jules Cloquet (2) à l'hospice de la Faculté le
pratiquer sur une jeune femme dont le travail tar-
dait trop à se faire, et qui s'en aperçut à peine.
Delpech (3) n'hésite pas à le conseiller dans les
convulsions avec spasmes du col. M. Champion
l'a pratiqué une fois avec succès en faisant une incision de chaque côté, dans le cas qui nous occupe.
M. Lebreton (4) y a eu recours avec succès aussi
dans un cas de cancer. Il est peu de premiers
accouchements où quelques déchirures équivalen-
tes ne s'opèrent. Des faits sans nombre, en met-
tent d'ailleurs aujourd'hui l'innocuité hors de
doute.

L'opération est simple et facile. Pour ne pas
avoir une plaie trop profonde, il vaut mieux en
faire plusieurs, à l'instar de Coutouly, de Mos-
cati (5) et de presque tous ceux qui ont eu recours à l'hystérotomie vaginale. Comme le col est
fortement aminci par le travail et qu'il offre ordinairement un disque d'un à deux pouces de

---

(1) Leçons orales, etc. tome 3, p.573.
(2) Archiv. générales de méd. tome 14, p. 505.
(3) Maladies réputées chirurg. tome II, p. 335.
(4) Lancette Franç., t. 1, p. 131.
(5) Journal univ. des Sc. méd. tome XIV-XVI, p. 338.

rayon , on peut réellement l'inciser sans crainte dans une grande étendue. Je crois donc, avec Miquel (1), que ce débridement est trop négligé, ou généralement mis en usage avec trop de timidité par les praticiens de nos jours.

C'est une opération toutefois qu'il ne faudrait pas confondre avec l'incision des parois du sommet de l'utérus entraîné par la tête dans l'excavation à la manière d'une coiffe. Ici on crée une voie toute nouvelle, là on agrandit simplement une ouverture naturelle.

Si au lieu du col, c'était un diaphragme percé, ou un croissant membraneux, qui mît obstacle à l'accouchement, comme j'en ai rencontré un exemple (2), et comme M. Stone (3) en cite un autre, on aurait également à l'inciser.

La malade dont parle M. Dunand (4) était dans ce cas. Les convulsions ne permirent pas à ce praticien de temporiser. Des ciseaux dirigés sur le doigt lui suffirent pour diviser le croissant fibreux, et la femme s'est bien rétablie. Dans le cas qui m'est propre le bistouri fut préféré, et il ne survint non plus aucun accident.

Si le vagin lui-même était oblitéré comme M. Lombard (5) en a publié un exemple, on aurait encore à se frayer une route pour arriver au fœtus,

---

(1) Traité des convulsions, etc. p. 111.
(2) Tocologie, etc.,
(3) Gazette méd. de Paris. 1833. Revue méd., 1833, t. IV, p. 451.
(4) Thèse, n° 158, Paris, 1813.
(5) Gazette médicale, 1830, p. 123.

La femme a succombé, il est vrai dans le cas du médecin de Genève, mais parce que l'utérus s'était rompu.

5° Opération césarienne. — En supposant que l'éclampsie dépendît d'une angustie pelvienne irremédiable, on aurait aussi à décider s'il convient ou non de pratiquer l'opération césarienne.

Je me bornerai en ce moment à rappeler que cette dernière opération tend essentiellement à sauver l'enfant, et que dans les convulsions le fœtus naît souvent mort, même quand on l'obtient par les voies naturelles.

6° La *céphalotomie* est une autre ressource qui devrait alors être préférée à l'opération césarienne, d'autant mieux qu'à l'aide du forceps céphalotribe de M. A. Baudelocque (1), il serait possible d'entraîner ainsi la tête sans trop de danger. En Angleterre, où la perforation du crâne est si libéralement pratiquée, on s'y décide souvent, quoiqu'il n'y ait pas de vices au bassin (2), et M. Merriman (3) croit faire acte de courage en conseillant de ne pas trop se presser. En France, on est tombé dans un extrême opposé, et il n'est pas rare de voir la mère sacrifiée au désir de conserver le fœtus.

---

(1) François, Thèse. n° 71, Paris, 1832.
(2) Ryan, Compend. of gynœcol. p. 520.
(3) Synops. of diff. partur. p. 145.

3° Si la femme meurt sans être délivrée, un dernier secours reste encore à tenter pour sauver l'enfant. Il faut extraire le fœtus comme si elle était vivante, par le vagin s'il n'y a pas d'obstacle, par l'hystérotomie abdominale dans le cas contraire ; mais en pareil cas, il faut peu compter sur le succès, même en se hâtant ; car comme le remarque Peu (1), le trépas de la mère alors est immédiatement suivi de celui de son enfant. Je ne sais même si Lauverjat (2) n'a pas raison en avançant que l'enfant périt toujours avant la femme. Le fait est que les quatre opérations césariennes que cet auteur a pratiquée de cette façon ne lui ont donné que des fœtus dépourvus de vie. En tout cas, il vaudrait mieux, inciser le col, comme le veut M. Lebreton (3), que d'ouvrir l'abdomen.

§ III. Après l'accouchement.

Si la délivrance n'est pas faite, il faut se hâter de la pratiquer quand des convulsions surviennent après l'accouchement. Que l'éclampsie alors dépende de la déplétion subite qui vient de s'opérer, d'une perte trop abondante de sang, d'une rupture du col utérin ou du périnée, de la présence de caillots ou de quelque autre corps étranger dans la matrice, il n'en faut pas moins enlever le délivre aussitôt que possible.

Dans les premières heures, on n'éprouve, sous

---

(1) Prat. des accouch., ou Lauverjat, oper. cit. p. 82.
(2) Oper. cit. p. 82.
(3) Lancette française, tom. Ier, p. 131.

ce rapport, aucune difficulté. Les parties restent assez molles pour que la main puisse, à la rigueur, pénétrer jusqu'au placenta et l'extraire ; mais, à partir du lendemain, il n'en serait plus de même. Cependant l'indication est précise : il n'y aurait pas à reculer. Sans croire avec M. Bouteilloux (1) que les convulsions qui se manifestent après la délivrance tiennent presque toujours à la présence de quelques caillots, j'admettrais volontiers qu'il en est assez souvent ainsi. J'en ai observé un exemple avec M. Evrat (Obs. 20et M. Vasseur m'en a communiqué un autre.). Burton (2) va même plus loin. Il prétend que ce sont de petites concrétions sanguines, arrêtées dans les sinus utérins, qui causent les tranchées, les coliques des nouvelles accouchées, et veut, pour cette raison , comme M. Bouteilloux le recommande afin de remédier à l'éclampsie, qu'on débarrasse soigneusement la matrice de ce qu'elle peut contenir.

La compression de l'hypogastre, des injections émollientes, narcotiques, détersives, ou antiseptiques, suivant la cause supposée du mal, et le traitement direct des lésions dont le bassin peut être devenu le siége, sont les seuls moyens spéciaux que l'art possède contre les convulsions après l'accouchement. Du reste, toutes les autres médications leur sont applicables.

ART. 3.—Résumé thérapeutique.

Maintenant que nous avons passé en revue les principales ressources de la thérapeutique des convulsions puerpérales, et que nous avons essayé d'en déterminer la valeur, voyons en quelques mots comment il convient de les mettre en œuvre.

L'éther, l'eau de mélisse, de fleurs d'oranger, de menthe, mêlé en diverses proportions aux infusions de fleurs de tilleul, de coquelicot, de feuilles d'oranger, à l'eau de laitue, etc., avec un sirop adoucissant, ne seront point à négliger dans nombre de cas où les convulsions ont plus d'analogie avec l'hystérie ou l'épilepsie qu'avec l'apoplexie, surtout si le sujet est nerveux, très excitable ou lymphatique, plutôt que pléthorique et sanguin. Le sirop d'œillet, le sirop de pavot blanc, le sirop diacode, les pilules de cynoglosse, l'extrait, les teintures d'opium peuvent être utilement donnés aussi, soit seuls, soit ajoutés aux véhicules précédens, soit sous quelque autre forme et combinés de quelque autre manière, ils conviendraient dans les mêmes circonstances.

Le camphre, tant préconisé par Hamilton (1) devrait également être essayé. Comme l'état des malades alors ne leur permet pas toujours d'avaler, le médecin n'a souvent d'autre ressource que de leur donner ces médicamens par l'anus dans des quarts de lavemens.

____

(1) Principl. of midwif. Burns. p. 489.

La rigidité du col, sa dureté squirrheuse et son resserrement spasmodique étant quelquefois l'unique ou du moins la principale cause des convulsions, on ne doit pas omettre de l'examiner avec attention. En cas qu'il paraisse être le point de départ du mal, et que les émissions sanguines restent insuffisantes, on y portera du cerat opiacé, ou mieux de la pommade belladonée.

Les bains tièdes calment l'irritation, soit sympathiquement par leur action adoucissante sur la peau, soit en diminuant les qualités excitantes des fluides par l'eau qu'ils font passer dans le système circulatoire, soit en diminuant la force de rayonnement du calorique. On les administre avec succès quand les symptômes apoplectiques ne prédominent pas. Ils ne doivent être prescrits qu'après la saignée, si la malade est dans un état à pouvoir perdre du sang sans danger : autrement ils pourraient favoriser l'afflux et la congestion vers l'encéphale. On doit les rejeter quand les convulsions dependent d'une perte, d'une pléthore séreuse, et quand il y a menace d'inertie. La femme peut y rester une demi-heure, une heure et même davantage, suivant le soulagement qu'elle en éprouve.

Il serait bon aussi de faire pénétrer l'eau jusque dans le vagin en écartant un peu la vulve, comme le prescrit Lauverjat (1) qui se loue beau-

____

(1) Nouv. méth. de prat. l'opér. césar. p. 94, 97.

coup en outre des injections, de l'introduction de mucilage au fond de ce canal.

Les ablutions et l'eau à la glace sur la tête, soit seules, soit au moment même où le reste du corps est plongé dans un bain chaud, semblent pouvoir être utilement combinées avec les autres moyens rationels, lorsqu'on a lieu de craindre une vive réaction cérébrale. Néanmoins leur emploi me paraît exiger beaucoup de prudence et une grande circonspection.

Les révulsifs externes, des sinapismes ou des cataplasmes sinapisés aux pieds, aux jambes, aux cuisses; un large vésicatoire à la nuque, des frictions sèches le long du rachis et sur les membres peuvent être employés en même temps.

Sans défendre les idées des accoucheurs de la Grande-Bretagne, je ne puis omettre cependant de rappeler que tout en employant le calomel à dose purgative, les sels neutres par la bouche ou en lavement, et des lotions faites avec l'acétate d'ammoniaque liquide, l'esprit de romarin sur la tête, Merriman n'a perdu que onze malades sur quarante-huit, tandis que malgré l'énergie du traitement mis en usage à la Maternité, du temps de Mme Lachapelle, on avait presque autant de morts que de guérisons !

Les moxas, les ventouses scarifiées n'offrent pas assez de chances de succès pour qu'on les préfère à l'application des sangsues, et aux révulsifs ordinaires.

La saignée du bras, du pied ou de la jugulaire est utile et souvent même indispensable pendant la grossesse et l'accouchement, que les convulsions soient légères ou intenses, chez toutes les femmes jeunes, fortes, bien constituées et qui ne sont point épuisées par des pertes antérieures. La saignée locale est la seule qu'on puisse tenter quand les convulsions se manifestent à la suite d'une hémorrhagie, chez les personnes affaiblies d'une manière quelconque, douées d'une constitution lymphatique. Alors, si c'est après l'accouchement et que les lochies aient cessé de couler, on peut placer les sangsues près des grandes lèvres ou à l'aîne; autrement on les met aux apophyses mastoïdes.

Lorsqu'on a désempli le système vasculaire, si l'état de la malade le permet, on prescrit un bain; à la suite d'une perte, après la délivrance ou un travail pénible et fatigant, des bouillons analeptiques et quelques cuillerées de bon vin sont quelfois les meilleurs moyens à mettre en usage. Les sinapismes, les vésicatoires, les scarifications, et les autres révulsifs sont particulièrement utiles dans les cas graves, comme accessoires des saignées, ou comme supplémentaires de ces évacuations, s'il n'est pas permis de les mettre en pratique.

Lorsque la maladie survient avant la fin du sixième mois, on doit tout faire pour en triompher sans solliciter la déplétion de l'utérus. Plus

(131)

tard, la viabilité du fœtus étant possible, on n'a plus besoin d'autant de précautions sous ce rapport. Enfin, si les pommades, les injections, les bains avaient été tentés inutilement, si l'enfant ou la femme était dans un danger imminent, et que l'accouchement forcé fût la seule voie de salut, si le cercle utérin, aminci, mais dur et non dilatable, résistait avec force aux contractions utérines, il ne faudrait pas balancer à suivre le conseil de Bodin, à pratiquer une ou plusieurs incisions sur sa concavité, de manière à relâcher suffisamment les parties.

Si la vessie était distendue, il faudrait se conformer au conseil donné par de la Motte (1), et la vider au moyen du cathétérisme. Règle générale, on doit même, à l'instar de M. Merriman (2), sonder la femme deux fois le jour.

Pendant les accès, on contiendra les mouvemens qui pourraient devenir dangereux, mais en ayant soin cependant, quoiqu'en dise Rœderer (3), de leur laisser une grande liberté. Il est d'observation qu'en voulant les maîtriser par la force on les excite, on les augmente. Gardien (4) parle de malades qui tombèrent dans le tétanos pour cette cause. La même raison indique qu'on doit rarement écarter les mâchoires de force. La cuillère, ou toute

---

(1) Traité complet des accouch. p. 383, 387.
(2) Synops. of difficul. parturit. p. 146.
(3) Art des accouch., § 698, F.
(4) T. II, p. 402, C. Baudelocque, traité des convuls. etc., p. 44.

autre plaque métallique dont on se sert en pareil cas, expose à ébranler et même à briser les dents. Il faut donc proscrire le bâillon dont parle madame Boivin (1). Ainsi que le remarque Mme. Lachapelle (2), il vaut mieux se borner à repousser la langue dans l'intérieur de la bouche, dès le début de l'attaque et chaque fois qu'elle tend à sortir. Un morceau de liége entre les arcades maxillaires, comme le veut Gardien (3), est pourtant une ressource qu'il est bon encore de ne pas négliger.

(1) Mémor. des accouch., p. 250.
(2) Pratique des accouch. etc., tome III.
(3) Traité complet des accouch. etc., tome II, p. 408, Paris 1824.

TABLE DES MATIÈRES.

FIN.

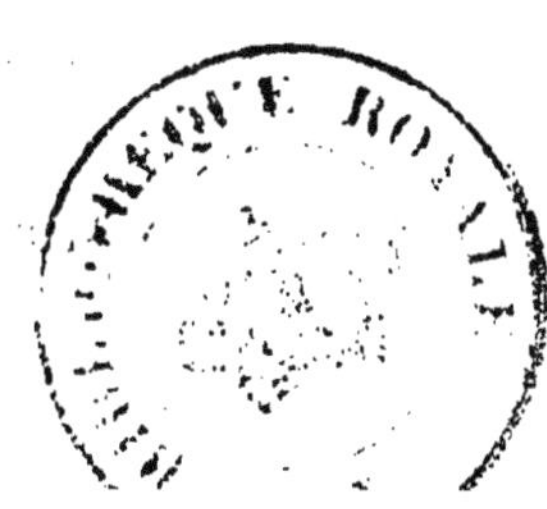

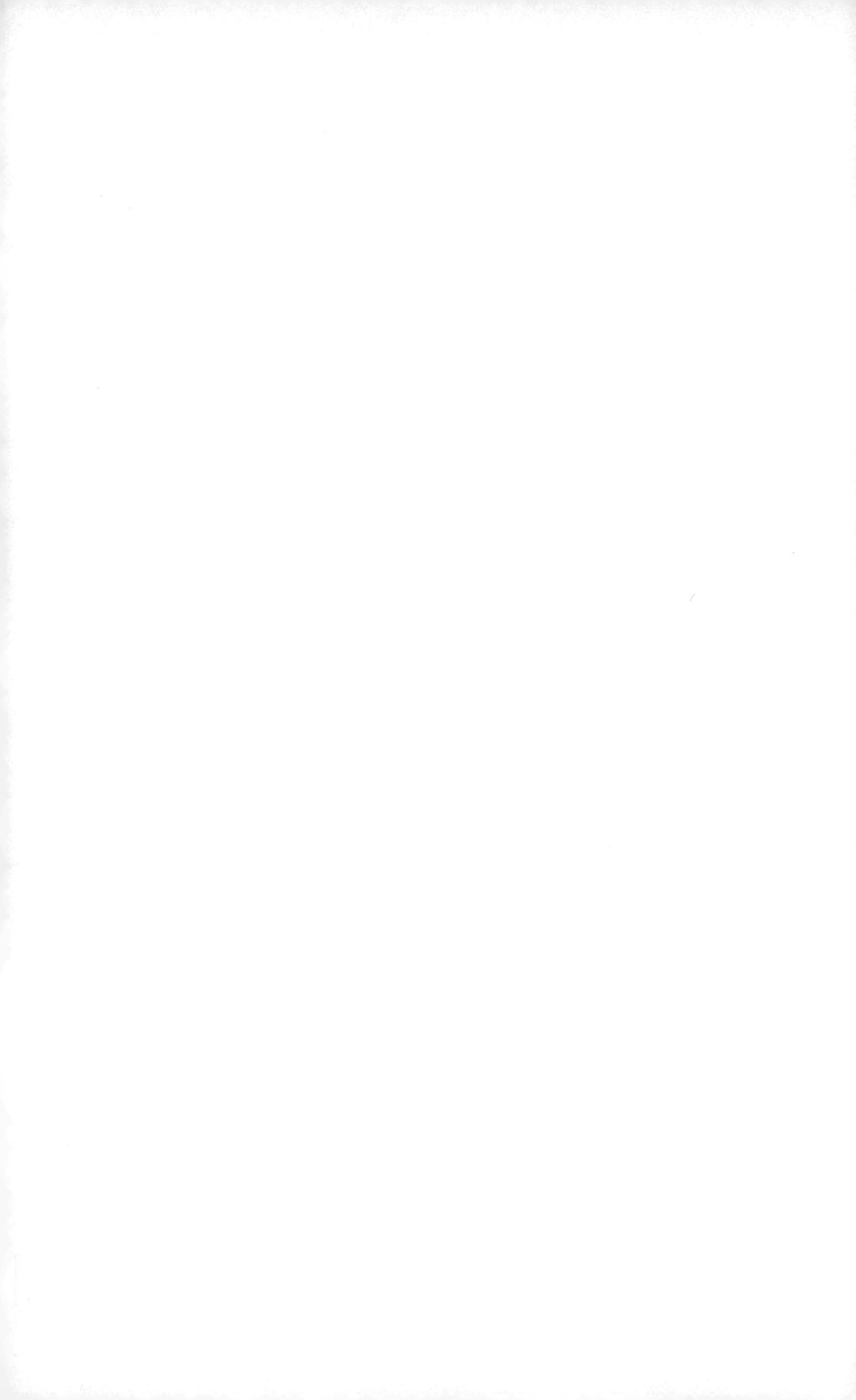